W0263978

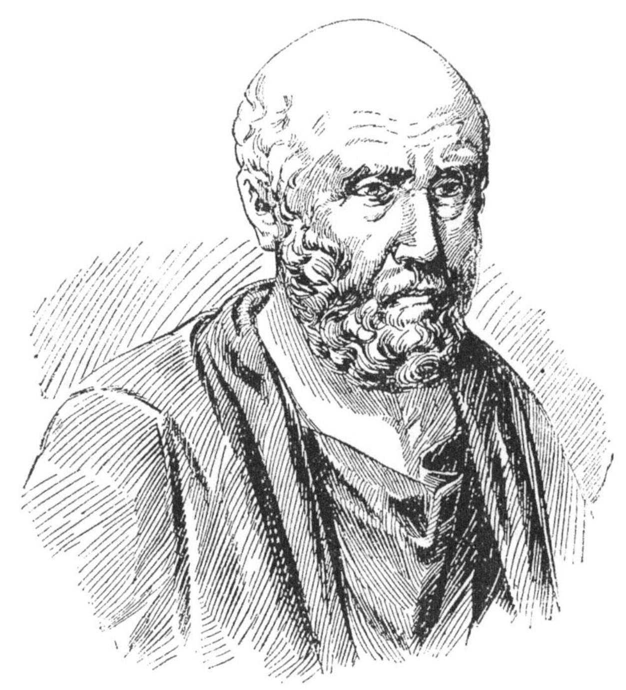

ΙΠΠΟΚΡΑΤΗΣ

HIPPOKRATES

EINE AUSLESE SEINER GEDANKEN
ÜBER DEN
GESUNDEN UND KRANKEN MENSCHEN
UND ÜBER DIE
HEILKUNST

SINNGEMASS VERDEUTSCHT
UND GEMEINVERSTÄNDLICH ERLÄUTERT
VON

ARNOLD SACK
DR. MED. ET PHIL.

MIT EINEM BILDNIS

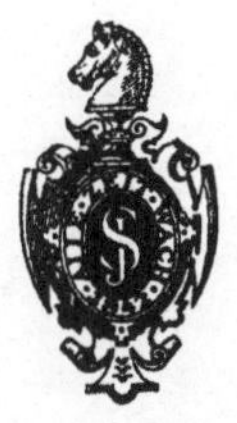

BERLIN · VERLAG VON JULIUS SPRINGER · 1927

ISBN-13: 978-3-642-94092-7   e-ISBN-13: 978-3-642-94492-5
DOI: 10.1007/978-3-642-94492-5

Vorwort.

Als diese Auslese hippokratischer Gedanken schon abgeschlossen war, schrieb mir ein befreundeter Gelehrter, der Einblick in das Ganze genommen hat, folgende Zeilen:

„Ich finde die Auswahl geeignet, besonders dem jungen, in den technischen Errungenschaften der geschäftigen Gegenwart ehrfurchtslos und unhistorisch heranwachsenden Mediziner einen Einblick in die Herkunft des medizinischen Denkens und der ärztlichen Berufs- und Lebensauffassung zu geben, die in einer schöpferischen Persönlichkeit zuerst sich geschlossen offenbarten, welche für die meisten heute nur die Bedeutung eines antiken Symbols hat."

Diese trefflichen Worte könnten diesem Büchlein als Motto, als Geleitwort vorangestellt werden.

Denn es will nichts anderes sein, als ein erneuter Versuch, den Abstand zwischen der schöpferischen, für unsere „geschäftige" Zeit schon halbwegs mythisch-symbolisch gewordenen Persönlichkeit des Hippokrates und der gegenwärtigen Ärztegeneration nach Möglichkeit zu verkleinern.

Die vielfachen Fäden, die sich von den Gedanken eines Hippokrates über das Ethos des ärztlichen Berufes und über den Ursprung, die Wege, die Ziele und die Grenzen der Heilkunst zu unserer krisenreichen Zeit spinnen lassen, sind so zahlreich und so lebendig, daß man sich wundern muß, warum die heranwachsenden Mediziner, die schon im Beruf stehenden Ärzte und überhaupt alle Gebildeten so wenig von Hippokrates wissen.

Gewiß ist Hippokrates schon hundertmalig — im ganzen wie in seinen Teilschriften — abgeschrieben, gedruckt, kommentiert und übersetzt worden. Aber wer von unseren durch das ruhelose Berufsleben hastenden Medizinern und Ärzten hat Lust, Muße und Geduld, sich an die zum Teil in ungenießbarem Deutsch geschriebenen Gesamtausgaben der

Hippokratiker (Corpus hippokraticum) heranzuwagen, die in den öffentlichen Büchereien verstauben und nur ab und zu von einigen wenigen in Geschichte und Sprachwissenschaft forschenden Lesern aufgeschlagen werden? Und täte er das, so müßte der Eindruck, den das gewaltige Werk der Schule von Kos bei ihm hinterlassen würde, nur ein trüber und zwiespältiger sein. Denn, alles in allem genommen, ist in jenen Schriften neben so vielen Ewigkeitswerten, die wie Goldkörner aus ihnen hervorblitzen, ein solcher Wust von falschen Vorstellungen jener mehr im Ahnen als im positiven Wissen wurzelnden Zeit aufgestapelt, daß er ihn als eine für sein Gehirn nicht mehr tragbare tote Last empfinden müßte. Auch hier muß also Spreu vom Weizen geschieden werden.

Von solchen Gesamtausgaben erschien um die Jahrhundertwende eine verdienstliche dreibändige deutsche Arbeit von R. Fuchs, während die um die Mitte des vergangenen Jahrhunderts abgeschlossene klassische Übertragung Littrés ins Französische mit dem Urtext nicht weniger als zehn dicke Bände umfaßte. Jene wartete zwar vielfach mit gänzlich ungenießbarem Deutsch auf, stand aber turmhoch über den alten deutschen Übersetzungen (Upmann, Pitschaft, Grimm u. a.). Wer dem Hippokrates also quellenmäßig näherkommen will, der greife nach diesen und ähnlichen Quellen, unter denen auch die Spätsche Arbeit genannt zu werden verdient, oder lese in den Handbüchern der Geschichte der Medizin von Haeser oder Sudhoff nach, in denen man eine ausgezeichnete Zergliederung der koischen Schriften findet.

Dem Durchschnittsleser ist aber damit nicht gedient. Um die hier zweifellos vorhandene Lücke auszufüllen, hat Beck ein jetzt vergriffenes Buch mit dem Titel Hippokrates' Erkenntnisse 1907 zusammengestellt, das manche große Vorzüge, aber auch einige kleine Mängel hat. Die später von Ebstein in Taschenformat herausgegebene kleine Sammlung ist lediglich eine ohne genügende Kritik zusammengestellte Auswahl einiger Bruchstücke der Fuchsschen Übersetzung mit allen ihren Vorzügen und Mängeln. Sie konnte am wenigsten den Mediziner befriedigen. Dagegen muß die kleine kürzlich erschienene Studie von Prof. H. E. Sigerist über die gesamte „Antike Heilkunde" wegen ihrer ausgezeichneten Schilderung des Wesens der griechischen Medizin ganz besonders hervorgehoben werden.

Das vorliegende Buch geht, was die Auswahl und die Bedeutsamkeit der herangezogenen Stellen anlangt, über den Rahmen der vorerwähnten Ausgaben hinaus. Es erhebt aber keinen Anspruch auf wörtliche oder tüftelig philologische Wiedergabe des Urtextes. Ohne irgendwo oder irgendwie diesen vergewaltigen zu wollen, legt es in seiner neuen Verdeutschung des gründlich studierten Urtextes den Hauptwert auf die sinngemäße, in möglichst flüssige sprachliche Form gefaßte und doch ihrer archaischen Weihe nicht gänzlich beraubte Übertragung der Hauptsätze der Hippokratiker. Es will auch eine Brücke schaffen, die von der hippokratischen Denkweise zum gegenwärtigen biologischen Denken hinüberführt, in dem Sinne etwa, wie es Hans Much in seinem so anregenden und lesenswerten, kürzlich erschienenen Buche „Hippokrates der Große" gewollt hat. Während aber Much dort über Hippokrates spricht, soll in diesem Büchlein Hippokrates selbst zum Leser sprechen.

Heidelberg im März 1927.

ARNOLD SACK.

Inhaltsverzeichnis.

Der Eid (ὅρκος).

Ich schwöre bei Apoll, dem Gesundheit Spendenden, bei
Asklepios, Hygieia und Panakeia, sowie bei allen Göttern und
Göttinnen, die ich als Zeugen anrufe, daß ich diesen meinen
Eid und diese meine Verpflichtung nach Maßgabe meiner
Befähigung und meiner Urteilskraft restlos erfüllen werde:

Ich will meinen Lehrer, der mich in der ärztlichen Kunst
unterwiesen hat, meinen eigenen Eltern gleich achten, sein
Lebensschicksal mit ihm teilen und ihm im Notfalle das zum
Unterhalt Notwendige gewähren, sowie seine Nachkommen
meinen leiblichen Brüdern gleich achten und, wenn sie das
Verlangen äußern, die ärztliche Kunst zu erlernen, ihnen diese
beibringen, ohne von ihnen dafür Entgelt oder sonst eine
Verpflichtung zu fordern. Ich will meine Söhne und die Söhne
meines Lehrers, sowie meine Schüler, die nach dem ärztlichen
Gesetze verpflichtet und vereidigt sind — sonst aber nie-
manden — an den Vorschriften, Unterweisungen und dem
sonstigen gesamten Lernstoff teilnehmen lassen.

Verhaltungsmaßregeln werde ich nur zum Nutzen und
Frommen der Leidenden treffen, nach Maßgabe meiner Befähigung und meiner Urteilskraft, und mich ihnen gegenüber
jedes üblen und unrechten Tuns enthalten*).

Niemandem werde ich — auch sollte man mich darum
ersuchen — ein tödlich wirkendes Mittel verabreichen, noch
einen derartigen Rat erteilen; desgleichen werde ich keiner
Frau ein Abtreibungsmittel geben.

----

*) In Übereinstimmung mit LITTRÉ kann ich den Worten: „ἐπὶ
δηλήσει δὲ καὶ ἀδικίη εἴρξειν" nur diese Bedeutung beilegen, während
FUCHS und BECK z. B. sie so übersetzen: „droht ihnen aber Fähr-
nis und Schaden, so werde ich sie davor zu bewahren suchen" bzw.
„und zur Abwehr von Schaden und Unrecht".

In Lauterkeit und Reinheit will ich mein Leben verbringen und meine Kunst ausüben. Auch will ich keinen Steinschnitt ausführen. Diesen Eingriff werde ich denen überlassen, die ihn berufsmäßig vorzunehmen pflegen.

In welche Häuser ich auch eintrete, nur zum Nutzen und Frommen der Leidenden will ich kommen, fern jeglichem Vorsatz, der unbillig und verwerflich ist; vor allem aber will ich mich jedes buhlerischen Verkehrs mit Weibern und Knaben, mit Freien und Sklaven enthalten.

Was ich aber bei der Ausübung meines Berufes alles sehen und hören oder auch außerhalb der Berufstätigkeit über das Leben der Menschen erfahren werde, will ich, soweit es nicht in die Öffentlichkeit dringen darf, für mich behalten und es als ein anvertrautes Geheimnis ansehen.

Und erfülle ich diesen meinen Eid restlos und breche ihn nicht, so möge mir glückliches Leben und erfolgreiches Wirken beschieden sein und ich stets und immer bei allen Mitmenschen in Ehren stehen; übertrete ich ihn aber und werde meineidig, so geschehe mir genau das Gegenteil davon.

Das Gesetz (νόμος).

„Da die Ausübung der ärztlichen Kunst in den ältesten Zeiten dem priesterlichen Stande zufiel und in späteren Zeiten der Orden der Asklepiaden und Pythagoräer für eine heilige Korporation galt, so hatte der Staat keine Befugnis, besondere gesetzliche Bestimmungen für die Ärzte zu treffen" (ROB. FUCHS, HIPPOKRATES' sämtliche Werke I).

Von allen Künsten ist die ärztliche Kunst die vornehmste, und doch blieb sie bis auf den heutigen Tag hinter allen anderen Künsten zurück, teils infolge der mangelhaften Schulung ihrer Jünger, teils aber, weil die Welt über sie recht oberflächlich urteilt. (Ges. I.)

Es muß jeder, der sich wirkliche Beherrschung der ärztlichen Kunst sichern will, folgende Eigenschaften aufweisen: natürliche Veranlagung, entsprechende Schulung, richtige Wahl des Ortes für das Studium, geeignete Erziehung und Unterweisung, Arbeitslust und viel Geduld. An erster Stelle steht die Veranlagung: denn alles ist eitel, wenn die natürliche Anlage dagegen arbeitet. Zeigt aber die Natur selbst den richtigen Weg, so führt die Erlernung der Kunst zur gewünschten Vollkommenheit. Zu dieser muß sich der Schüler verständnisvoll durchringen, indem er sich zum Lernen zeitig genug an den Ort begibt, der für das Studium am geeignetsten ist. Auch darf sein Fleiß während der ganzen langen Zeit des Studiums nicht erlahmen, wenn das Wissen tiefe Wurzeln in ihm fassen und später segensreiche und üppige Früchte tragen soll. (Ges. II.)

Geheiligte Dinge dürfen nur geheiligten Männern offenbart werden; es geht nicht an, sie den Laien preiszugeben, es sei denn, sie wären schon in die Geheimnisse der Lehre eingeweiht. (Ges. V.)

Vom ärztlichen Anstand (περὶ εὐσχημοσύνης).

> „Betrachten wir den Inhalt dieser Schrift, so begegnen wir darin einer hohen idealen Auffassung von den Aufgaben des ärztlichen Standes, sowie der Wissenschaft selbst, wahrer Gottesfurcht und uneigennütziger Menschenfreundlichkeit: Eigenschaften, die wohl geeignet waren, dem Verfasser die Sympathien PLATOS in besonderem Grade zu gewinnen" (FRANZ SPAET, Die geschichtliche Entwicklung der Hippokratischen Medizin).

Die echte Weisheit ist so zu erkennen: sie hat keine angelernte Haltung und kein geziertes Wesen. Ihre Vertreter sind zu erkennen an ihrer von Anstandsgefühl und Schlichtheit betonten Art, sich zu kleiden und zu tragen, die eingestellt ist nicht auf Luxus und Tand, sondern mehr auf guten Ton, auf sinnigen Ernst, auf innerliche Einkehr und Sammlung und auf entsprechendes Auftreten. Und wie ihr äußeres Wesen, so sind sie auch innerlich: frei von leichtfertiger Fahrigkeit und von Vorwitz, gemessen im Verkehr mit anderen, stets bereit, eine Antwort zu erteilen, bestimmt dem Widerspruch gegenüber, treffend und umgänglich bei übereinstimmender Ansicht, maßvoll gegen alle, bei Aufwallungen zurückhaltend, stets gern bereit und fest entschlossen, das anvertraute Geheimnis zu wahren, geschickt im Erkennen und Ergreifen der geeigneten Gelegenheit, maßvoll und genügsam im Essen und Trinken, geduldig im Abwarten des richtigen Augenblicks, gewandt im Vortragen aller in Frage kommenden Beweise in möglichst wohlgesetzter Rede, sich guten Stiles bedienend, wohlgefällig im Wesen, getragen von dem durch diese Eigenschaften erworbenen guten Ruf, den

Blick im Sinne aller dieser Beweggründe auf die Wahrheit allein gerichtet. (Anst. III.)

Also muß man, zurückgreifend auf jeden der vorgebrachten Gründe, die Philosophie in die Heilkunst und die Heilkunst in die Philosophie hineintragen. Dann wird der Arzt zum Philosophen; dann wird er göttergleich. Im Grunde trennt auch kein so großer Abstand den Philosophen vom Arzt. Alles, was jenen auszeichnet, findet sich auch bei diesem: Uneigennützigkeit, vornehme Zurückhaltung, taktvolle Feinfühligkeit, bescheidenes Auftreten, das Gefühl der eigenen Würde, Scharfblick, Gelassenheit, Sicherheit, Sauberkeit, wohlgesetzte Rede, genaue Kenntnis des Lebensnützlichen und des Lebensnotwendigen, abweisende Haltung der Unlauterkeit gegenüber, Ablehnung jedes Aberglaubens, göttliche Erhabenheit. (Anst. V.)

Vor allem ist seinem Geiste das Wissen vom Göttlichen eingeprägt. Denn allen Leiden des Menschen in all ihrer Mannigfaltigkeit begegnet die ärztliche Kunst zumeist mit der nötigen Gottesfurcht. Der wahre Arzt beugt sich ehrfurchtsvoll vor der Gottheit. Denn in der ärztlichen Kunst steckt keine Kraft, die übernatürlich wäre. An manches Leiden legen die Ärzte die Hand an; aber manches Leiden überwindet sich selber unter ihrer Hand und heilt auch von selbst. Und wenn die ärztliche Kunst gegenwärtig so gedeiht, so schöpft sie ihre Kraft eben aus jener göttlichen Quelle. So ist auch den Ärzten ein Pfad hoher Weisheit vorgezeichnet ... (Anst. VI.)

... Der Arzt braucht zu seinem Wesen ein gewisses Maß von angenehmen Umgangsformen; denn rauhes Wesen stößt die Gesunden sowohl wie die Kranken ab ... Mit Laien lasse er sich nicht auf große Auseinandersetzungen ein, sondern bespreche nur das Allernotwendigste mit ihnen ... Er tue auch bei seinen Verrichtungen ja gar nichts, was nicht zur Sache gehört oder auffallend oder protzig aussieht. (Anst. VII.)

Der Kranke muß häufig genug besucht und sorgfältig untersucht werden, um Fehlschlüssen bei eintretenden Änderungen des Zustandes vorzubeugen. (Anst. VIII.)

Man achte auch auf das fehlerhafte Verhalten der Kranken,
da viele von ihnen in soundsoviel Fällen lügenhafte Angaben
über die Befolgung der ärztlichen Verordnungen machen.
Schon mancher ist deswegen gestorben, weil er die ihm wider-
lich schmeckenden Arzneien nicht genommen oder die ihm
verordnete Abführ- oder sonstige Kur nicht befolgt hat.
Hernach aber werden diese Tatsachen verschwiegen und die
Schuld wird dem Arzte zugeschoben. (Anst. XIV.)

Alles, was zu tun ist, tue man mit Gelassenheit und Ge-
wandtheit, ohne daß der Kranke während der Hilfeleistung
viel davon bemerkt. Man ermutige ihn, wenn es nottut, mit
freundlich heiteren, zutunlichen Worten; man denke nur an
den Kranken; entweder weise man ihn erforderlichenfalls mit
bitterer Härte und Strenge zurück, oder man spende ihm
liebevollen und gutgemeinten Trost; vor allem lasse man ihn
in Unkenntnis dessen, was noch kommen kann und was ihm
alles droht. Denn mancher Kranke ist dadurch — ich meine
durch unvorsichtige Mitteilung der Vorhersage in bezug auf
alles, was ihm noch bevorsteht und droht — zum Äußersten
(Selbstmord?) getrieben worden. (Anst. XVI.)

Vom Arzte (περὶ ἰητροῦ).

„Diese kleine Schrift, die zuallererst aufzeigen will, wie der wahre
Arzt sich im körperlichen und seelischen Gebaren zu geben hat, versetzt
ihn in die eigentliche Stätte seines Schaffens, wo ihm alle seine Instrumente für chirurgische Verrichtungen zur Verfügung stehen und wo
er Abszesse öffnet, zur Ader läßt, schröpft und die leichteren wie die
schwereren Fälle behandelt. Hier in dieser Werkstätte (ἰητρεῖον),
begann jeder Anfänger sein Studium der Heilkunde" (LITTRÉ, Oeuvres
d'HIPPOKRATE IX). — „Diese Abhandlung bietet eine reiche Ausbeute
für ärztliche Pflichten und Technik" (SUDHOFF, Gesch. d. Med.).

Der Arzt sollte, soweit es ihm seine Konstitution erlaubt,
darauf bedacht sein, stets frisch und nicht etwa unterernährt
auszusehen, weil das Laienpublikum sich einbildet, daß einer,
der seinen eigenen Körper nicht richtig pflegt, auch für das
Wohlbefinden Anderer nicht gut zu sorgen vermag. Ferner
muß er auf körperliche Reinlichkeit Wert legen, sich an-
ständig kleiden und nicht unangenehm oder verdächtig
riechen, denn alles in allem pflegt das auf den Kranken einen
angenehmen Eindruck zu machen. Ein weiser Arzt sollte

besonders auf moralische Qualitäten achten, d. h. nicht allein verschwiegen sein, sondern auch ein einwandfreies Leben führen, was für seinen guten Ruf unentbehrlich ist. Sein sittliches Verhalten soll rein und tadellos sein, und so zeige er sich auch allen Menschen als ernst wohlwollender, menschenfreundlicher Ehrenmann ... Was seinen Gesichtsausdruck anlangt, so sehe er nicht verdrießlich, sondern eher nachdenklich aus, weil es sonst von Anmaßung und Menschenverachtung sprechen würde; andererseits darf er auch nicht allzuviel und laut lachen, noch übertrieben heiter sein, da es einen üblen Eindruck machen kann, — und davor soll er sich sehr hüten. Rechtschaffen und gerecht sei er in allen seinen Beziehungen zur Umwelt; denn das rechtliche Denken kann ihm vielfach nützen ... (Arzt I.)

... Nur auf Eleganz abgesehene und theatralisch aufgeputzte Verbände sind zu verwerfen, da sie nichts nützen. So etwas ist nichts wert und marktschreierisch in der ganzen Bedeutung des Wortes und bringt noch obendrein Schaden demjenigen, dem geholfen werden soll. Der Kranke braucht eben weniger schönen Tand, als tatsächliche Linderung seiner Leiden. (Arzt IV.)

... Was chirurgische Eingriffe anlangt, soweit sie des Messers oder des Brenners bedürfen, so kann je nach der Lage des Falles die Raschheit wie die Langsamkeit des Operateurs gleich angebracht sein. Beide kommen dabei zu ihrem Rechte ... (Arzt V.)

... Es ist für den Operateur immer beschämend, wenn die Operation den gewünschten Erfolg nicht gebracht hat. (Arzt VI.)

... Für die Abszesse und die tiefen Geschwüre aber gilt es, da sie zu ernsteren Erkrankungen gehören, alle Kunst anzuwenden, damit sie rechtzeitig zurückgehen und ihre eitrige Schmelzung verhindert wird. Ist das letztere aber eingetroffen, so bemühe man sich, den Abszeß in kürzester Zeit nach außen zu ziehen und sichtbar zu machen und dessen Schmelzung möglichst gleichzeitig und gleichmäßig in der

Geschwulst herbeizuführen. Ist es nicht der Fall, so besteht die Gefahr, daß er ungleichmäßig aufbricht und ein schwer heilbares Geschwür an dessen Stelle entsteht. Man muß also die Abszeßreifung möglichst gleichmäßig durchführen, ihn nicht zu früh blutig eröffnen und auch nicht zu früh von selbst aufgehen lassen ... (Arzt X.)

Die tiefen Geschwüre und Wunden scheinen verschiedene Wege einzuschlagen; der eine geht in die Tiefe, wobei fistulöse, von Narben verdeckte und unterhöhlte Geschwüre entstehen. Der andere Weg führt nach außen, was stark wuchernde Flächen ergibt. Der dritte geht in die Breite; dies erzeugt sogenannte serpiginöse Geschwüre. Der letzte und der einzige, welcher der natürlichen Heilweise entspricht, ist der Weg der glatten Narbenbildung ... (Arzt XI.)

... Dazu gehört auch die Kriegschirurgie, soweit sie sich mit der Entfernung der Geschosse aus den Wunden befaßt ... Folglich sollte jeder, der Chirurgie erlernen will, mit dem Feldheere ins Feld ziehen; nur auf diese Weise wird er ein geübter Chirurg ... (Arzt XIV.)

Vorschriften (παραγγελίαι).

Diese wenigen Beispiele aus dem Buche der „Vorschriften" sind köstliche Proben der ärztlichen Weisheit, Güte und Klugheit.

Der für das ärztliche Handeln günstige Augenblick ist nur ein verschwindender Bruchteil der Zeit. Die Heilung wird wohl in der Regel durch die Zeit selbst bewirkt, mitunter aber auch durch das Hinzukommen eben jenes günstigen Augenblickes. (Vorschr. I.)

... Wenn man, zum Kranken gerufen, sofort mit dem Feilschen ums Honorar beginnt — welches schließlich auch zur ganzen Behandlung gehört —, so erweckt man beim Leidenden den Eindruck, als ob man im Falle des Nichteinigwerdens fortgehen und ihn liegen lassen, d. h. vernachlässigen und für den Augenblick ohne Hilfe lassen will. Folglich darf man sich mit der Frage der Honorarfestsetzung nicht aufhalten. Denn man kann sich vorstellen, wie ungünstig eine solche Befürchtung auf das Befinden eines schwer Erkrankten, besonders bei ernsten, akuten Krankheiten, einwirken muß. Der akute Verlauf der Krankheit läßt dem Arzte keine Möglichkeit, zurückzutreten, sondern nötigt jeden edel denkenden Arzt, in der Heilung des Patienten nicht etwa seinen Vorteil, sondern seinen Ruhm zu suchen. Es ist ehrenhafter, den Geheilten erst nach der Genesung wegen der nicht eingehaltenen Honorarverpflichtung zur Rede zu stellen, als ihn, wenn er in Gefahr schwebt, schon im voraus fürsorglich auszunützen. (Vorschr. IV.)

Bezüglich der Honorarforderung rate ich, nicht allzu hart vorzugehen und auf das Vermögen und das Einkommen des Kranken Rücksicht zu nehmen. Mitunter erlasse man gar das Honorar, entweder weil man selbst der früher von anderen empfangenen Wohltaten eingedenk ist oder aus dem ehrenhaften Motiv des guten Rufes. Bietet sich eine Gelegenheit, einem nicht vermögenden Fremdling ärztliche Hilfe leisten zu müssen, so soll man gerade solchem die weitgehendste Hilfe gewähren. Denn, wer Nächstenliebe im Leibe hat, dem ist auch die wirkliche Liebe zum ärztlichen Beruf und zur ärztlichen Kunst gegeben ... (Vorschr. VI.)

... Es hat nichts Anstößiges an sich, wenn ein Arzt, den irgendeine Komplikation beim Kranken in Verlegenheit gebracht hat, so daß er infolge der nicht ausreichenden Erfahrung keinen Ausweg sieht, die Hinzuziehung anderer Kollegen empfiehlt, damit er sich mit ihnen über die Mittel und Wege zur Heilung beraten kann. Denn in einem Leiden, das sich festgesetzt hat, versetzt das Überhandnehmen der Krankheit den Arzt oft in solche Ratlosigkeit, daß ihm im Augenblick sehr vieles entgeht. In einem solchen Augenblick gehört sein Selbstvertrauen gestärkt, und nie würde ich es als Dogma aussprechen, daß die ärztliche Kunst für jeden einzelnen Fall ein unfehlbares Urteil hat. — Niemals sollten die beratenden Kollegen miteinander zanken oder sich gegenseitig herabsetzen, denn — das behaupte ich unter dem Eide — nie sollte ein Arzt den anderen wegen seiner Beweisführung beneiden; es wäre denn, er wollte sich eine Blöße geben ... (Vorschr. VIII.)

Die Werkstätte des Arztes (κατ' ἰητρεῖον).

> „Diese Schrift beschreibt die ärztliche Werkstatt, die Beleuchtung
> derselben, die zahlreichen chirurgischen Instrumente und Apparate,
> die Obliegenheiten der Assistenten, die Lagerung des Kranken, die
> Stellung des Operateurs, den Gebrauch der Hände, die Anwendung des
> Wassers, der Verbände, die aus Zinn und Blei gefertigten Sonden usw. —
> Eine ganze Reihe hippokratischer Schriften, welche wahrscheinlich, zum
> Teil wenigstens, ursprünglich einem größeren Ganzen angehörten, sind
> der Chirurgie gewidmet. Durch den Reichtum und die Gediegenheit
> ihres Inhaltes erscheinen sie als das Ergebnis einer vielleicht Jahr-
> hunderte umfassenden Erfahrung" (HAESER, Gesch. d. Med.). Dazu
> gehören hauptsächlich ausführliche Monographien über die Wunden,
> die Luxationen und Frakturen, die Schrift von den Gelenken und das
> „Kleinod des chirurgischen Teiles der Sammlung", die Schrift von den
> Verletzungen des Schädels, wo von Schädeltrepanation überall wie von
> einer allgemein bekannten Sache gesprochen wird. —Aus verschiedenen
> Gründen konnten diese ungemein wertvollen chirurgischen Beiträge
> desHIPPOKRATES hier nicht berücksichtigt werden. Dieherangezogenen
> Bruchstücke sollen nur einen flüchtigen Blick in dies hippokratische
> „Iatreion" gewähren.

Man untersuche von Anfang an, inwieweit der Kranke mit
dem Gesunden übereinstimmt oder von ihm unterschieden ist.
Man beachte sowohl das Wesentlichste, wie auch das Gering-
fügigste; man gehe dabei von den Erscheinungen aus, die mit
allen verfügbaren Mitteln der Erkenntnis zu erfassen sind:
man erfasse das Sichtbare mit dem Auge, das Fühlbare mit
dem Tastsinn, das Hörbare mit dem Ohr, überhaupt alles,
was durch Gesicht, Gefühl, Gehör, Geruch, Geschmack und
ruhige Überlegung erfaßt werden kann, und alles, was durch
die uns zur Verfügung stehenden Erkenntnismittel überhaupt
erkannt wird. (Werkst. I.)

Die Nägel des Arztes dürfen weder die Fingerbeeren zu
spitz überragen, noch zu kurz sein. Denn er braucht gerade
seine Fingerspitzen am meisten ... Alle Handgriffe muß er
mit beiden Händen gleich sicher ausführen, ob mit der einen
allein oder mit den beiden zugleich (denn beide sind doch
gleich gebaut). Er muß darauf sehen, daß er gut, schön,
rasch, mühelos, elegant und leicht arbeitet. (Werkst. IV.)

Über die Instrumente, über den Zeitpunkt und die Art
ihres Gebrauches wird später geredet werden: wo sie hin-
gehören und daß sie bei der Operation nicht im Wege stehen,
daß man sie bequem erreichen kann und daß sie in dichter
Nähe des zu operierenden Körperteiles greifbar sind. Reicht

ein Assistent die Instrumente, so sei er schon, bevor der Operateur sie verlangt, bereit dazu, sie auf den ersten Wink zu reichen. (Werkst. V.)

Die Assistenten dagegen, die um den Kranken herumstehen, sollen die zu operierenden Gliedmaßen nach den Anweisungen des Operateurs ihm hinhalten, während der übrige Körper festgehalten wird, damit er unbeweglich bleibt. Alles vollzieht sich im Schweigen und im absoluten Gehorsam den Anordnungen des Operateurs gegenüber. (Werkst. VI.)

Den in Frage kommenden Verband lege man rasch, schmerzlos, leicht und elegant an ... Die Art des Verbandes richtet sich nach der Form und der Art des Leidens des zu verbindenden Körperteiles. (Werkst. VII.)

Die Knetmassage vermag die Aufsaugung der geschwollenen wie die Festigung der erschlafften Gewebe zu bewirken, die Muskulatur zu kräftigen, wie das Fett zum Schwinden zu bringen. Wird sie mit Kraft betrieben, so erhöht sie die Spannung, ist sie milde, so entspannt sie. Eine oft und lang fortgesetzte Massage wirkt entfettend, eine maßvolle bewirkt den Fettansatz. (Werkst. XVII.)

Merke dir, daß ergiebiger Gebrauch der Glieder sie kräftigt, die Untätigkeit sie schwächt. (Werkst. XX.)

Von der alten Medizin (περὶ ἀρχαίης ἰητρικῆς).

„Diese Schrift, gleich bemerkenswert wegen der Schärfe des Urteils wie wegen der Tiefe der in ihr niedergelegten Gedanken, ist nicht minder hervorragend in bezug auf die Schönheit und die Vornehmheit der Sprache" (LITTRÉ B. I).

Sooft die Menschen, die sich vornahmen, über die ärztliche Kunst zu reden oder zu schreiben, ihre Lehre damit begründeten, daß es nur das Warme oder das Kalte, nur das Feuchte oder das Trockene oder etwas beliebig anderes sei, das allein allem zugrunde läge, so oft verfielen sie auch in vielerlei Denkfehler, da sie in allzu summarischer Weise die erste Ursache der Erkrankungen und des Todes des Menschen in eines oder höchstens in zwei jener Grundelemente verlegten ...

... Neben den minderwertigen gibt es auch ausgezeichnete Heilkünstler, was doch wohl nicht denkbar wäre, wenn es keine ärztliche Kunst gäbe, die selbst Beobachtungen anstellen und immer etwas Neues entdecken will, sondern wenn alle in gleicher Weise unwissend und unerfahren blieben und das Schicksal der Kranken lediglich vom Zufall abhinge. Dem ist aber nicht so, sondern, gleich allen anderen Künsten, sind auch hier in der ärztlichen Kunst die Künstler in bezug auf Geschicklichkeit der Hand und geistige Erfassung wesentlich voneinander verschieden. Dies ist der Grund, warum ich es nicht gern gelten lassen möchte, daß diese Kunst auf einer willkürlichen Grundvoraussetzung aufgebaut sein sollte, nach Art der unsichtbaren Dinge, bei deren Besprechung man, wenn man vorwärts kommen will, der Hypothesen nicht gut entraten kann. (A. Med. I.)

Die ärztliche Kunst besitzt seit jeher alles, was sie braucht: sie hat ihren Ausgangspunkt, wie auch ihren planmäßigen Weg gefunden, auf dem sie im Laufe der Zeiten viele wertvolle Entdeckungen schon gemacht hat und andere, die noch fehlen, noch machen wird, vorausgesetzt, daß ihre Jünger, bei erforderlicher Befähigung und ausgerüstet mit dem schon erworbenen Wissen, von diesem ausgehen und weiterforschen wollen. Verwirft man aber diesen Weg und sucht man alles auf anderem Wege und auf seine Art zu erforschen, so täuscht man sich selbst und täuscht man auch andere, wenn man behauptet, man hätte auf diese Art wirklich etwas gefunden; denn das ist kaum möglich ... (A. Med. II.)

... Die Not war es, die die Menschen zwang, die ärztliche Kunst forschend auszubauen, nachdem man sie entdeckt hat ... (A. Med. III.)

... Es ist nicht leicht, sich einen dermaßen genauen Blick in allen einschlägigen Fragen zu erwerben, daß man möglichst wenig nach der einen wie nach der anderen Seite fehlt. Ich müßte also den Arzt, der nur kleine Fehler macht, hochpreisen. Denn Unfehlbarkeit wird man nur selten finden ... (A. Med. IX.)

Eine Konstitution, sage ich, die zu rasch und zu heftig durch irgendeine Verfehlung in der Lebensweise schädlich beeinflußt wird, gehört begreiflicher Weise schon zu den schwächlicheren. Und dieses Schwächlichersein berührt sich schon eng mit dem Kränklichsein. Der kränkliche Mensch ist eben noch schwächer als der Schwächlichere; und ihn sucht die Krankheit so oft heim, als er den richtigen Zeitpunkt zu deren Abwehr jeweils versäumt ... (A. Med. XII.)

... Alle Leiden, sage ich, die ihre Entstehung der Verschärfung und der ungenügenden Mischung der Säfte verdanken, werden in gleicher Weise dadurch behoben, daß die Säfte wieder richtig gemischt und gekocht werden ... Je besser gemischt die Säfte sind, um so milder und zuträglicher sind sie. Am besten ergeht es dem Menschen dann, wenn alles nach der Kochung im Gleichgewicht verharrt, so daß kein einziger Bestandteil im Übergewicht ist. (A. Med. XVIII, XIX.)

Ich bin der Ansicht, daß man nur auf dem Umwege über die ärztliche Kunst zu bestimmten Anschauungen über die Natur gelangen kann ... (A. Med. XX.)

Es gibt im Innern des Körpers, wie auch äußerlich am Körper manche andere Bildungen und Verhältnisse, die für die Beurteilung von Leiden, beim Kranken und auch beim Gesunden, nicht gleichgültig sind, wie z. B. das Verhältnis der Körpermaße zum Wuchs, die größere oder geringere Schlankheit des Halses, die Länge und Rundung des Bauches, die Breite, Flachheit oder Enge des Brustkastens und der Rippen und tausend andere Dinge ... (A. Med. XXIII.)

Von der ärztlichen Kunst (περὶ τέχνης).

Dieser Abschnitt ist für jeden Praktiker besonders fesselnd und interessant, da er „eine Apologie der Heilkunst" (SUDHOFF) darstellt.

... Was die ärztliche Kunst anbelangt, so will ich zunächst aussagen, für was ich sie eigentlich halte: sie hat die Aufgabe, den Kranken ihre Leiden zu nehmen und die schweren Krankheitsfälle zu lindern, an diejenigen Fälle aber, die von der Krankheit dermaßen überwältigt sind, daß ihnen keine Kunst mehr helfen kann, die Hand nicht mehr anzulegen. (Kunst III.)

... Daß einige von denen, die sich in die Behandlung des Arztes begeben, genesen, wird von allen zugegeben; es wird dem Arzt aber zum Vorwurf gemacht, daß nicht alle genesen. Und die den Arzt schmähen, stellen die Sache so hin, als ob, da viele Menschen von Krankheiten dahingerafft werden, es dem Zufall und nicht der ärztlichen Kunst zuzuschreiben ist, wenn andere mit dem Leben davonkommen. Auch ich für meine Person will dem Zufall keineswegs jedwede Bedeutung absprechen, glaube aber, daß es die schlecht behandelten Fälle sind, die meistens ein ungünstiges Ende nehmen, während die gut behandelten glücklich ausgehen. Wie könnten denn auch die wieder gesund Gewordenen etwas anderes für ihre Genesung verantwortlich machen, wenn nicht die ärztliche Kunst, falls sie sich dank ihrem Eingreifen und ihrer Hilfe erholt haben? Es ist doch 'klar, daß es nicht der Gedanke an die Rolle des Zufalls war, der sie bestimmt hatte, sich dem Arzt und seiner Kunst zu überantworten. Sie haben also keine Veranlassung, die Heilung auf den Zufall zurückzuführen, sondern allen Grund, ihre Genesung dem Heilerfolg zuzuschreiben: denn sie mußten doch, indem sie sich dem ärztlichen Eingreifen überantwortet und anvertraut haben, schon dadurch offenbart haben, daß sie dessen Sinn und Berechtigung anerkennen; und der Erfolg sollte sie erst recht von dessen Wirksamkeit überzeugen. (Kunst IV.)

Immerhin könnten die Gegner unserer Ärzte dagegen einwenden, daß schon viele Kranke auch ohne ihr Dazwischentreten gesund geworden sind. Ich stelle dies auch gar nicht in Abrede. Es ist aber nach meinem Dafürhalten durchaus nicht ausgeschlossen, daß diese, wenn sie auch von Ärzten Abstand genommen, so doch nicht von der Heilkunde selbst, zwar ohne dessen bewußt zu sein, welches Heilmittel recht und welches schlecht sei, immerhin aber zufälligerweise gerade jener Heilmittel sich bedienend, mit welchen sie auch der Arzt behandelt haben würde, falls sie einen solchen zugezogen hätten. Auch dient zum Beweise, daß es eine Heilkunst geben muß, der Umstand, daß sie tatsächlich in ihrer ganzen Größe sich dort offenbart, wo Leute, die ihre Berechtigung leugnen, dennoch augenscheinlich mit ihrer Hilfe vom Tode gerettet werden. Denn es können auch die, welche ohne ärztliche Hilfe gesund geworden sind, unmöglich in Abrede stellen, daß, wenn sie nach überstandener Krankheit wieder genesen sind, es nur durch bestimmtes Tun und Lassen geschah. Denn sie haben sich ihre verlorene Gesundheit zurückgegeben entweder durch Fasten oder durch Mästen, entweder durch gesteigerte oder verminderte Aufnahme von Flüssigkeiten, entweder durch Baden oder Nichtbaden, entweder durch Arbeit oder durch Ruhe, entweder durch Schlaf oder durch Wachen oder schließlich durch mehrere solche Verfahren in Verbindung miteinander. Und die ihnen daraus widerfahrene Hilfe muß ihnen doch unwiderleglich beweisen, daß doch etwas dabei war, was ihnen half, und der ihnen widerfahrene Schaden, daß etwas dabei war, was ihnen schadete. Aber es ist nicht jedermanns Sache, richtig abzugrenzen, wo Nutzen aufhört und der Schaden anfängt. Wenn nun der Erkrankte Veranlassung hat, die eine Verhaltungsweise, die ihm Genesung gebracht hat, gutzuheißen, die andere hingegen zu verwerfen, so muß er zugeben, daß dies alles zur Heilkunst gehört, und es sind gar die schädlichen Mittel nicht minder als die nutzbringenden nur sprechende Beweise dafür, daß es eine Heilkunst tatsächlich gibt. Denn das, was Schaden bringt, verdankt seine Schädlichkeit dem unrichtigen Gebrauch des Mittels, was dagegen nutzbringend ist, ist es infolge des vernünftigen Gebrauches der Mittel. Und ist es so, daß sich hier die Grenzen des Guten und des Schlechten verwischen, wie sollte hier kein Platz für die Kunst sein? ... (Kunst V.)

... Über die Leute, die sich angesichts des tödlichen Ausganges mancher Krankheiten erlauben, die Heilkunst im ganzen zu verwerfen, muß ich mich wundern. Welche Gründe zwingen sie dazu, statt die Verantwortung für den bösen Ausgang der Unvernunft der Verstorbenen zuzuschreiben, ausgerechnet die Heilkundigen, die doch ihre Kunst einsichtig ausüben, anzuklagen? Als ob es das Vorrecht der Ärzte wäre, alles, was nicht angebracht ist, zu verordnen, den Kranken dagegen allein es nicht vorbehalten bleibe, die ärztlichen Verordnungen zu umgehen? Wäre es nicht viel vernünftiger, anzunehmen, daß die Kranken es nicht fertigbringen, die Vorschriften zu befolgen, als daß die Ärzte unangebrachte Vorschriften gäben? Gehen doch diese mit gesundem Urteil an ihr Werk heran und überlegen sich genau den Krankheitsbefund, indem sie ihn mit anderen, ihnen schon von früher her bekannten Befunden vergleichen, so daß sie nachher sagen können, dieses oder jenes Einzelverfahren hätte ihnen schon da und dort die Heilung ermöglicht ... Ist es nicht natürlicher, anzunehmen, daß die Ärzte es sind, die das Erforderliche verordnen, daß aber die Kranken aus begreiflichen Gründen nicht immer in der Lage sind, den Anordnungen nachzukommen, und in diesem Falle auch dem Tode verfallen, was den unlogisch denkenden Menschen die Veranlassung gibt, die Verantwortung dafür dem unschuldigen Teil aufzubürden, den schuldigen dagegen zu entlasten. (Kunst VII.)

Dann gibt es Menschen, die die ärztliche Kunst deswegen schmähen, weil manche Ärzte die Behandlung von anerkanntermaßen unheilbaren Fällen ablehnen. Sie sagen, daß die Krankheitsfälle, an die sich die Ärzte heranmachen, auch von selbst heilen würden, während sie andere Fälle, die wirklicher Hilfe bedürfen, ohne Hilfe lassen. Gäbe es aber wirkliche Heilkunst, so müßte sie alle Krankheiten in gleicher Weise heilen können, — so sagen sie. Mit größerem Rechte aber könnten diese Nörgler den Ärzten den Vorwurf machen, daß sie sie nicht wegen ihrer Verrücktheit in Behandlung nehmen. Denn dieser Vorwurf wäre begreiflicher und begründeter als jener. Es gehört doch wirklich eine Portion Dummheit und Unwissenheit, die an Wahnsinn grenzt, dazu, behaupten zu wollen, die Kunst müßte das hergeben, was nicht zu ihr gehört, und von der Natur fordern, sie sollte aufhören, Natur zu sein. Denn nur dort können wir etwas ausrichten, wo wir der Situation überlegen sind, vermöge der Hilfsmittel der Kunst oder der Hilfsmittel, die uns die Natur in die Hand gibt, sonst aber nicht. Ist also jemand von einem

Leiden überwältigt, welches mächtiger ist als alle der ärztlichen Kunst zur Verfügung stehenden Hilfsmittel, so darf
man auch in diesem Falle kein erfolgreiches Vorgehen von
der ärztlichen Kunst erwarten ... (Kunst VIII.)

... Für Ärzte, die in ihrer Kunst genügend bewandert sind,
ist kein Geheimnis, daß nur die Minderzahl der Leiden offen-
sichtlich daliegt, während die Mehrzahl wohl verborgen ist.
Das sind eben die in den inneren Organen lokalisierten Krankheiten, während diejenigen, welche sich auf der Hautoberfläche
abspielen, sei es Hautverfärbungen oder Geschwülste, leicht
erkennbar sind; kann man doch mit dem Auge oder dem
tastenden Finger ihre Härte oder Weichheit feststellen, wie
auch den Grad ihrer Temperatur bestimmen und die Ursachen
erkennen, warum sie im vorliegenden Fall so und nicht anders
beschaffen sind ... (Kunst IX.)

Für die äußerlich erkennbaren Krankheiten wird die Heilkunst ohne weiteres ihre Überlegenheit offenbaren; aber auch
den weniger offensichtlichen Leiden darf sie nicht ohnmächtig
gegenüberstehen. Diese den Sinnen weniger zugänglichen
Krankheiten sind die, welche ihren Sitz in den Knochen oder
in den inneren Körperhöhlen (Organen?) haben. Und solcher
Höhlen gibt es im Körper mehrere ... (Kunst X.)

Nur mit großem Mühe- und Zeitaufwand, der die bloßen
Besichtigungen bei offensichtlichen Krankheiten weit über-
trifft, läßt sich bei sogenannten versteckten oder verborgenen
inneren Krankheiten das erkennen, was sich dem bloßen Auge
entzieht. Hier muß das geistige Auge des überlegenden Arztes
dafür eintreten. Und was die Kranken durch die damit ver-
bundene Verzögerung zu erdulden haben, muß man natur-
gemäß nicht dem behandelnden Arzte, sondern der Konstitution des Kranken und der Natur des Leidens zuschreiben.
Der Arzt mußte dem Leiden, da weder der Augenschein noch
das Ohr ihm zur Verfügung standen, nur auf dem Wege der
Überlegung nachgehen. Denn auch die wenigen Angaben,
welche die inneren Kranken ihren Ärzten über ihren Zustand
zu machen pflegen, sind ihnen mehr von ihrer persönlichen
Auffassung als von bewußter Kenntnis ihres Zustandes ein-

gegeben ... Kann nun der behandelnde Arzt aus jenen Angaben keine unfehlbare Gewißheit schöpfen, so muß er sich nach etwas anderem umsehen. Das verzögert wohl das Handeln; aber schuld daran ist nicht der Arzt, sondern die Körperbeschaffenheit selbst. Die ärztliche Kunst sieht darauf, daß sie sich klare Rechenschaft von dem Übel, das sie zu behandeln sich vornimmt, schon vorher gibt und, statt mit Draufgängertum und mit Gewalt, mit nötiger Umsicht und Schonung an ihr Werk herangeht. Ist das Leiden genügend erforscht, so wird es nicht zu spät sein, es zu heilen. Ist aber der Kranke während der Beobachtungszeit schon unterlegen, so geschah es, entweder weil der Arzt viel zu spät zugezogen wurde oder weil die Krankheit blitzschnell zum Tode führte ... (Kunst XI.)

Die innere Medizin, der Möglichkeit beraubt, hier bei Empyemen, dort bei Leberleiden, das eine Mal bei Nierenleiden, das andere Mal bei Bauchhöhlenerkrankungen allgemeiner Art sich Gewißheit mit dem sonst so unentbehrlichen Auge zu verschaffen, hat doch Hilfsmittel anderer Art für die Untersuchung erfunden, indem sie achtet auf die Beschaffenheit der Stimme — ob sie rein oder rauh —, auf die Atmung — ob sie beschleunigt oder verlangsamt —, auf die Absonderungen und Ausflüsse, je nach dem Körperteil — ob und wie sie riechen, ob sie gefärbt sind, ob sie dünn oder dicklich sind und ob sie Anzeichen eines schon vorgeschrittenen oder erst anbrechenden Leidens sind ... (Kunst XII.)

Aphorismen (ἀφορισμοί).

„Die Aphorismen (von *αφορίζειν*, begrenzen) sind kurzgefaßte Lehr-
sätze aus der gesamten Heilkunde. Wir finden in denselben gebundenen
und inhaltsschweren Ausdruck, getreue Beobachtung der Natur, keine
Andeutung von Theorie, kurz alle Merkmale einer echten hippokratischen
Schrift. Sie enthalten sozusagen den Kern der anderen hippokratischen
Schriften. Gewiß ist, daß HIPPOKRATES sich durch dieselben ein Monu-
mentum aere perennius gesetzt hat. Wenn wir auch hin und wieder
einen Aphorismus finden, dem wir vielleicht in seinem ganzen Umfange
nicht beipflichten können, so dürfen wir nicht vergessen, daß des
HIPPOKRATES' Schüler und Abschreiber manches verfälscht und hinzu-
gefügt haben mögen" (J. F. C. GRIMM, HIPPOKRATES' Werke I).

Diese berühmtesten Leitsätze der hippokratischen Schule sind wiederholt auf ihre Echtheit geprüft worden. Während die ersten drei Bücher
von allen Forschern ausnahmslos als von HIPPOKRATES selbst verfaßt
angesehen werden, wird die Echtheit der letzten vier Bücher zum min-
desten stark angezweifelt. Da sie aber in nuce alles enthalten, was auch in
den anderen Teilen des Corpus hippokraticum ausführlich behandelt wird,
dürfen sie in dieser Sammlung nicht fehlen. Wertvolle Ergänzungen
lieferte mir die von H. POGNON (La version syriaque des Aphorismes,
Leipzig 1909) entdeckte syrische Handschrift der Aphorismen in ihrer
französischen Übertragung.

Das Leben ist kurz, die Kunst aber langwierig; die günstige
Gelegenheit ist flüchtig, der Versuch nicht ungefährlich*) und
das Urteil schwierig. Es ist notwendig, daß nicht allein von
seiten des Arztes alles Erforderliche geschieht, sondern auch
vom Kranken selbst und von dessen nächster Umgebung,
wobei die Einflüsse der Außenwelt auch nicht außer acht
gelassen werden sollten. (Aph. I, 1.)

Leibesfülle, die gleichsam den höchsten Gipfel des Wohl-
befindens erreicht hat, kann Leuten, die sich der sportlichen
(„gymnastischen") Betätigung zugewandt haben, gefährlich
werden. Denn sie kann schwerlich dauernd auf derselben
Höhe bleiben. Da sie nun weder im Gleichgewicht bleiben,
noch sich noch mehr steigern kann, so bleibt ihr nichts anderes
übrig, als sich gelegentlich zu verschlechtern. Aus diesem
Grunde empfiehlt es sich, nicht allzu lange mit der Beseitigung
jener Überfülle zu warten, damit der Leib in die Lage versetzt
wird, von neuem wieder frisch anzusetzen. Man treibe aber
jene Entziehungskur nicht zu weit, denn auch sie schließt

---

*) Im Gegensatz zu den neueren Übersetzern, die das Wort
„σφαλερή" mit „trügerisch" wiedergeben, übersetze ich in Übereinstimmung mit dem alten J. HEURNIUS (1638) hier dieses Wort mit
„gefährlich", da es ja auch diese Bedeutung hat und sich so viel besser
in den Sinn des Ganzen einordnet.

eine Gefahr ein, sondern passe sie der Konstitution des betreffenden Menschen an. Gleichfalls sind, wie die Entziehungskuren, wenn sie auf die Spitze getrieben werden, so auch die Mastkuren, wenn sie übermäßig betrieben werden, nicht unbedenklich. (Aph. I, 3.)

Wie eine viel zu magere und peinliche Kost bei langwierigen Leiden stets bedenklich ist, so auch bei akuten Zuständen, wenn sie nicht angezeigt ist, wie überhaupt Diätvorschriften, die bis zum Äußersten gehen, beschwerlich, ebenso wie auch die auf die Spitze getriebenen Mastkuren lästig sind. (Aph. I, 4.)

Gegen zu strenge Kostvorschriften begehen die Kranken leicht Verfehlungen, was ihnen um so mehr schadet. Denn jeder Fehler, welcher es auch sei, rächt sich hier stärker als dort, wo etwas reichlichere Ernährung verordnet worden war. Deswegen bekommt auch den Gesunden eine überaus karge, genau bemessene Kost nicht immer gut, da, wenn sie Verfehlungen gegen diese begehen, sie solche um so schwerer tragen. Also kann eine übertrieben karge und streng bemessene Kost zumeist mehr Schaden anrichten als eine etwas reichlicher bemessene. (Aph. I, 5.)

Für die gefährlichsten Krankheiten sind die stärksten und heilkräftigsten Mittel das Wirksamste, nur müssen diese mit größter Umsicht angewandt werden. (Aph. I, 6.)

Verläuft die Krankheit äußerst heftig und stellen sich alsbald die größten Beschwerden ein, so ist es nötig, auch eine äußerst schmale Kost zu verordnen; ist es aber nicht der Fall, und erscheint es zulässig, etwas reichlicher zu ernähren, so darf man mit der allzu kargen Ernährung nachlassen, und zwar um so eher, je mehr die Krankheit an Heftigkeit nachläßt. (Aph. I, 7.)

Auf dem Höhepunkt der Krankheit muß man die leichtesten und verdaulichsten Nahrungsmittel verordnen. (Aph. I, 8.)

Man muß auch den Kranken genau daraufhin ansehen, ob er mit der verordneten schmalen Kost auch bis zum Höhepunkt der Krankheit durchhalten kann, und sich fragen, welches von beiden zuerst eintreten wird: ob der Kranke zuerst hinfällig wird und mit dieser Ernährung nicht mehr durchkommt oder ob die Krankheit selbst vorher schon nachläßt und abklingt. (Aph. I, 9.)

Auf der Höhe des Krankheitsanfalles muß man die Nahrung stark einschränken, wenn man nicht schaden will. Auch soll man stets bei rückfälligen Zuständen, die regelmäßig wiederkehren, dem Kranken auf der Höhe jedes Anfalles die Nahrung entziehen. (Aph. I, 11.)

Die Art der Anfälle und deren Natur wird durch den Verlauf der Krankheit aufgezeigt, wobei die Jahreszeiten, der Rhythmus der aufeinanderfolgenden Anfälle, d. h. ob sie täglich sich einstellen oder jeden dritten Tag, oder gar durch längere Zeiträume geschieden sind, — und schließlich ja auch die hinzutretenden Erscheinungen mitbestimmend sind; so z. B. bei der Pleuritis, wo, falls der Auswurf sich alsbald nach dem Beginn der Erkrankung einstellt, diese abgekürzt, falls er aber sich viel später zeigt, der Krankheitsverlauf verschleppt wird. Gleichfalls zeigt die Harn-, die Stuhl- und die Schweißbeschaffenheit an, ob die Krankheit eine schwere oder leichte Krisis, einen kurzen oder langwierigen Verlauf haben wird. (Aph. I, 12.)

Die Nahrungsentziehung wird am leichtesten von Greisen ertragen, weniger leicht von Personen mittleren Alters, am wenigsten dagegen von den Jugendlichen. Am schlechtesten von allen ertragen das Fasten die Kinder, von diesen aber ganz besonders schlecht die Lebhafteren und Begehrlicheren. (Aph. I, 13.)

Wer wächst, der verbraucht am meisten eingepflanzte innere Körperwärme, daher braucht er auch die meiste Nahrungszufuhr, denn sonst wird sein Körper aufgebraucht. Bei Greisen dagegen, die nur wenig Körperwärme haben, besteht eben kein Bedürfnis nach starker Zufuhr von Brennstoffen; zuviel der Nahrung würde das Feuer ersticken. Deswegen sind auch die fieberhaften Zustände bei Greisen entsprechend weniger akut, weil der Körper erkaltet ist. (Aph. I, 14.)

Die Baucheingeweide verbrauchen in der Herbst- und Winterszeit am meisten innere Wärme, und auch das Schlafbedürfnis ist in diesen Jahreszeiten am stärksten; also ist dann auch die Nahrungszufuhr zu vermehren: denn, wird die innere Wärme am stärksten verbraucht, so ist auch das Bedürfnis nach Nahrungsaufnahme um so lebhafter, wie es z. B. bei wachsenden Jünglingen und bei Sportsleuten („Athleten") der Fall ist. (Aph. I, 15.)

Eine an Flüssigkeit reiche Diät bekommt den Fiebernden gut, am besten aber den Kindern und solchen, die an flüssige Nahrung gewöhnt sind. (Aph. I, 16.)

Man hüte sich, während der Krise oder unmittelbar nach dem Ablauf derselben beim Kranken irgend etwas in Bewegung zu setzen oder gar etwas Neues zu versuchen, ob ein abführendes oder irgendein anderes Reizmittel; man verhalte sich vielmehr abwartend und untätig. (Aph. I, 20.)

Man beurteile die Ausleerungen nicht nach ihrer Menge, sondern danach, ob sie so sind, wie es sich gehört und wie sie dem Kranken bekommen. Wenn es angezeigt ist, leere man sogar bis zur Hinfälligkeit aus, soweit es der Kranke verträgt. (Aph. I, 23.)

Bei akuten Fieberkrankheiten führe man nicht zu oft, und dann nur im Anfang, ab. Aber man vergesse nicht, daß auch dies vorher genau überlegt werden muß. (Aph. I, 24.)

Wenn das entleert wird, was heraus muß, so bekommt es dem Kranken gut und bringt ihm Erleichterung. Im entgegengesetzten Fall ist es ihm nur beschwerlich. (Aph. I, 25.)

Eine Erkrankung, bei der der Schlaf üble Zustände herbeiführt, ist lebensgefährlich. Bringt er aber Erleichterung, so besteht keine Lebensgefahr. (Aph. II, 1.)

Wenn der Delirierende in den Schlaf verfällt, so ist dies ein gutes Zeichen. (Aph. II, 2.)

Schlaf, wie Schlaflosigkeit sind von Übel, wenn sie das Maß überschreiten. (Aph. II, 3.)

Körper, die durch langes Siechtum abgemagert sind, bringe man nur allmählich, die aber schnell abgenommen haben, bringe man schnell durch gesteigerte Nahrungszufuhr zu Kräften. (Aph. II, 7.)

Plötzlich ohne Grund einsetzende Mattigkeit kündigt Krankheiten an, die im Anzug sind. (Aph. II, 5.)

Was nach der Krisis von den Krankheiten im Körper zurückbleibt, pflegt Rückfälle zu veranlassen. (Aph. II, 12.)

Hungern und Arbeiten verträgt sich nicht miteinander. (Aph. II, 16.)

Bei akuten Krankheiten ist die Prognose — ob die Krankheit tödlich verlaufen oder in Genesung übergehen wird — nie mit vollkommener Sicherheit zu stellen. (Aph. II, 19.)

Ein kräftiger Schluck Wein hilft den Hunger stillen. (Aph. II, 21.)

Die akuten Krankheiten entscheiden sich schon binnen vierzehn Tagen. (Aph. II, 23.)

Es ist ein schlimmes Zeichen, wenn der Körper trotz guter Ernährung in der Genesungszeit nicht an Gewicht zunimmt. (Aph. II, 31.)

Solche, die ihre Krankheit entsprechend der Konstitution, dem Habitus, dem Alter und der Jahreszeit durchmachen, sind weniger gefährdet als solche, bei denen diese Übereinstimmung nicht besteht. (Aph. II, 34.)

Alte Leute werden nicht so viel und nicht so heftig krank wie die Jugendlichen. Haben sie aber einmal eine chronische Krankheit, so behalten sie diese meist bis zu ihrem Tode. (Aph. II, 39.)

Menschen, die ohne offensichtlichen Grund oft von Ohnmachten befallen werden, sterben einmal plötzlich und unvermutet. (Aph. II, 41.)

Einen von einem schweren Schlagfluß Getroffenen zu heilen, ist glatt unmöglich; aber auch die Heilung eines leichten Schlagflusses gelingt nicht immer. (Aph. II, 42.)

Übermäßige Leibesfülle setzt den Menschen der Gefahr des plötzlichen Todes eher aus, als die hagere Körperbeschaffenheit. (Aph. II, 44.)

Von zwei Schmerzempfindungen, die zugleich an zwei verschiedenen Stellen auftreten, verdunkelt die heftigere zumeist die schwächere. (Aph. II, 46.)

Während der eigentlichen Eiterbildung stellen sich heftigere Schmerzen und Fieberzustände ein als nach vollzogener Vereiterung. (Aph. II, 47.)

Schwache und sogar alte Menschen, die aber eine gewisse Übung im Arbeiten haben, erledigen ihre Arbeiten mit geringerer Mühe als kräftige und junge, aber ungeübte Leute. (Aph. II, 49.)

Es ist gefährlich, den Körper übermäßig und allzu plötzlich zu entleeren oder anzufüllen, zu erhitzen oder abzukühlen oder ihn sonstwie anders aufzuwühlen: denn jedes Übermaß geht wider die Natur; es empfiehlt sich vielmehr, stufenweise und langsam vorzugehen, besonders dann, wenn man von einem Verfahren zum anderen übergeht. (Aph. II, 51.)

Wenn der Arzt nach seinem besten Wissen und Gewissen handelt, ohne daß der erwartete Erfolg, der sich daraus ergeben sollte, sofort eintritt, so ist es noch kein Grund, zu etwas anderem überzugehen, solange alles noch so bleibt, wie es ihm von Anfang an geschienen hat. (Aph. II, 52.)

In der Jugend ist ein hoher Wuchs nur ein Vorzug und eine Annehmlichkeit. Für alte Leute bedeutet er aber größeren Nachteil und Beschwerlichkeit als der kleine Wuchs. (Aph. II, 54.)

Die Krankheiten werden hauptsächlich durch den Jahreszeitenwechsel ausgelöst; während derselben Jahreszeit aber durch starke Witterungsumschläge von Kälte und Hitze usw., je nach der Natur der Dinge. (Aph. III, 1.)

Manchen Konstitutionen sagen mehr die sommerlichen Witterungsverhältnisse, den anderen dagegen die winterlichen zu. (Aph. III, 2.)

Bestimmte Krankheiten werden von bestimmten Jahreszeiten günstig oder ungünstig beeinflußt, ebenso wie bestimmte Lebensalter von gewissen Jahreszeiten, örtlichen Verhältnissen und Lebensgewohnheiten. (Aph. III, 3.)

Wenn nach einem trockenen, von Nordwinden beherrschten Sommer ein regnerischer Herbst bei vorherrschendem Südwestwind sich einstellt, so sind für den Winter Kopfneuralgien, Husten, Heiserkeit, Schnupfen und bei einigen auch Schwindsuchtsausbruch zu erwarten. (Aph. III, 13.)

Zwar kommen alle Krankheiten in jeder Jahreszeit vor, doch herrschen und verschärfen sich einige von ihnen zu bestimmten Zeiten. So herrschen zur Frühlingszeit die Erregungs-, die Depressions- und die epileptischen Zustände, die Blutstürze, die Halsentzündungen, die Katarrhe der Nase, der Kehle und der Luftwege, die schuppenden Ausschläge, die Flechten, der weiße Fleckausschlag, die meisten Geschwüre der Haut, die Furunkel und die arthritischen Leiden. (Aph. III, 19, 20.)

Den Phthisikern darf man Brechmittel nur mit größter Vorsicht verabreichen. (Aph. IV, 8.)

Die Depressiven soll man stark abführen. (Aph. IV, 9.)

Bei sehr akuten Zuständen führe man beim Drange nach unten sofort am ersten Tage ab; denn es ist gefährlich, in diesen Fällen Zeit zu verlieren. (Aph. IV, 10.)

Wenn jemand schneidende Schmerzen in der Nabelgegend und den Lenden hat, die weder auf Abführmittel noch auf andere Behandlung weichen wollen, so handelt es sich um eine gefährliche Auftreibung des Leibes. (Aph. IV, 11.)

Fieberfreien Kranken mit Appetitlosigkeit, Magendrücken, Schwindel, Sehstörungen und bitterem Mundgeschmack verabreiche man Brechmittel, da sie es brauchen. (Aph. IV, 17.)

Schmerzen über dem Zwerchfell bedeuten die Indikation für Brechmittel, solche unter dem Zwerchfell dagegen die Indikation für Abführmittel. (Aph. IV, 18.)

Schwarze Stühle von blutigem Aussehen, falls sie bei Fieberfreien oder Fiebernden nicht nach dem Abführen, sondern von selbst auftreten, sind sehr schlimm, und je farbiger und übler sie aussehen, um so bösartiger ist es ... (Aph. IV, 21.)

Eine Dysenterie, bei der mit dem Blute fleischige Gewebsfetzen abgehen, führt zum Tode. (Aph. IV, 26.)

Bei Fiebernden, die über große Abgeschlagenheit der Glieder klagen, pflegen Gelenk- und Halsabszesse zu entstehen. (Aph. IV, 31.)

Wenn bei den von ihrer Krankheit Genesenden plötzlich irgendwo Schmerzen auftreten, so handelt es sich um die Entstehung von metastatischen Abszessen. (Aph. IV, 32.)

Wenn bei einem Fieberkranken, ohne daß Schwellungen des Schlundes nachweislich sind, plötzlich Erstickungsanfälle auftreten, so bedeutet das den Tod. (Aph. IV, 34.)

Wenn bei hohem Fieber Schweiße auftreten, so sind sie am dritten, fünften, siebenten, neunten, elften, vierzehnten, siebzehnten, einundzwanzigsten, siebenundzwanzigsten, einunddreißigsten und vierunddreißigsten Tage gutzuheißen, denn diese Schweiße zeigen die günstige Krisis der Krankheit an; Schweiße aber, welche nicht zu dieser Zeit auftreten, kündigen schweres Leiden, langwierigen Verlauf und Rückfälle an. (Aph. IV, 36.)

Bei sehr hohem Fieber kündigt der Ausbruch der kalten Schweiße den nahen Tod an; bei nur mäßigem Fieber dagegen eine langwierige Krankheit. (Aph. IV, 37.)

Wenn Schüttelfröste einen schon sehr geschwächten Kranken in einem nicht intermittierenden Fieber befallen, so geht er dem Tode entgegen. (Aph. IV, 46.)

Bei anhaltendem Fieber ist dunkler, blutiger, übelriechender, galliger Auswurf schlecht ... (Aph. IV, 47.)

Wenn bei einem nicht intermittierenden Fieber sich die Lippe, die Augenbraue, das Augenlid oder die Nase verzieht, und der sehr geschwächte Kranke nicht mehr sieht noch hört,

so ist, welches von diesen Symptomen es auch sei, die baldige
Auflösung zu erwarten. (Aph. IV, 49.)

Wo bei anhaltendem, nicht intermittierendem Fieber
Atemnot mit Bewußtseinsstörungen hinzutritt, ist der Tod
zu erwarten. (Aph. IV, 50.)

Es ist schlimm, wenn sich zum Fieber noch vor dem ent-
scheidenden siebenten Tag Gelbsucht gesellt ... Es ist aber
nicht schlimm, wenn der Ikterus erst am siebenten, neunten,
elften oder vierzehnten Tage hinzukommt, vorausgesetzt, daß
das rechte Hypochondrium (also die Leber) sich nicht hart
anfühlt. Andernfalls ist es nicht gut. (Aph. IV, 62, 64.)

Bei hohem Fieber ist das ruckweise einsetzende Atmen
schlimm; es zeigt nahende Krämpfe an. (Aph. IV, 68.)

Wenn bei Fiebernden, nachdem anfangs nur dicker, trüb-
flockiger und spärlicher Harn entleert wurde, nachher dünn-
flüssiger in großen Mengen abgeht, so ist es heilsam ...
(Aph. IV, 69.)

Fortgesetzte Beimengung von Blut und Eiter im Harn zeigt
eine geschwürige Erkrankung der Nieren oder der Blase an.
(Aph. IV, 75.)

Wenn bei einem mit dickflüssigem Harn kleine fleischige,
haarähnliche Fäden abgehen, so werden sie bei ihm aus den
Nieren ausgeschieden. (Aph. IV, 76.)

Wenn bei einem mit dickflüssigem Harn feine Schüppchen
abgehen, so ist bei ihm die Blase entzündet. (Aph. IV, 77.)

Die ohne Verletzung erfolgenden Harnblutungen sprechen
für eine Blutgefäßzerreißung in den Nieren. (Aph. IV, 78.)

Bei denjenigen, deren Harn sandigen Bodensatz aufweist,
muß in der Blase oder der Niere ein Stein sitzen. (Aph. IV, 79.)

Wenn der Kranke bei Blutharn, Uringerinnseln und Harn-
beschwerden auch noch Schmerzen im Unterleib und am
Mittelfleisch hat, so ist die Blase und ihre Umgebung krank.
(Aph. IV, 80.)

Ein blutig-eitriger Harn, der von Schüppchen und Flocken durchsetzt ist und stark übel riecht, zeigt Geschwürsbildung in der Blase an. (Aph. IV, 81.)

Bei Kranken mit Geschwülsten an der Harnröhre wird die Heilung durch Vereiterung und Entleerung derselben nach außen herbeigeführt. (Aph. IV, 82.)

Viel zu reichlicher Harnabgang bei Nacht ist ein Zeichen der chronischen Verstopfung. (Aph. IV, 83.)

Krämpfe, die nach einer Verwundung auftreten, führen zum Tode. (Aph. V, 2.)

Nach einem starken Blutverlust auftretende Krämpfe oder Schluchzer sind ein prognostisch übles Zeichen. (Aph. V, 3.)

Nach unstillbaren Durchfällen auftretende Krämpfe oder Schluchzer bedeuten eine üble Prognose. (Aph. V, 4.)

Die von Tetanus Befallenen sterben in der Regel schon binnen vier Tagen. Ist diese Zeit verstrichen und sind sie dann noch am Leben, so werden sie genesen. (Aph. V, 6.)

Epileptische Anfälle können, wenn sie vor der Pubertätszeit entstehen, noch ausheilen; wenn sie aber nach dem fünfundzwanzigsten Lebensjahr einen befallen, so behält er sie bis zu seinem Ende. (Aph. V, 7.)

Wenn bei Pleuritiskranken nach vierzehn Tagen kein Rückgang der Krankheit erfolgt, so ist bei ihnen ein Empyem zu erwarten. (Aph. V, 8.)

Die Schwindsucht bricht in den meisten Fällen im Alter zwischen achtzehn und fünfunddreißig Jahren aus. (Aph. V, 9.)

Bei Kranken, die schaumiges Blut speien, kommt der Auswurf aus der Lunge. (Aph. V, 13.)

Die Durchfälle der Phthisiker führen meist zum Tode. (Aph. V, 14.)

Die Wärme schädigt solche, die sie im Übermaß anwenden, insofern, als sie bei ihnen Muskelerschlaffung, Nervenschwäche, Bewußtseinsstörungen, Blutungen und Ohnmachten erzeugt, lauter Dinge, die zum Tode führen können. (Aph. V, 16.)

Die Kälte erzeugt Konvulsionen, tonische Krämpfe, schwarzen Brand, Schüttelfröste. (Aph. V, 17.)

Die Knochen, die Zähne, die Nerven, das Gehirn und das Rückenmark vertragen keine übermäßige Kälte; die Wärme hingegen bekommt ihnen gut. (Aph. V, 18.)

Stark erkaltete (erfrorene?) Glieder soll man behutsam erwärmen mit Ausnahme der Fälle, wo eine Blutung im Gange ist oder sich einzustellen droht. (Aph. V, 19.)

Für Wunden ist die Kälte unzuträglich; sie verhärtet die Wundränder, verursacht Schmerzen, ohne daß es zur Eiterung kommt, macht die Haut brandig, veranlaßt die Entstehung von Schüttelfrösten, Konvulsionen und tonischen Krämpfen (Aph. V, 20.)

Alles, was kalt ist, wie Schnee oder Eis z. B., ist den Lungen schädlich, indem es Husten, Lungenblutungen und Katarrhe erzeugt. (Aph. V, 24.)

Für eine schwangere Frau bedeutet eine akute fieberhafte Krankheit die Todesgefahr. (Aph. V, 30.)

Der Aderlaß, bei einer schwangeren Frau vorgenommen, kann eine Fehlgeburt herbeiführen, und um so sicherer, je vorgerückter die Schwangerschaft ist. (Aph. V, 31.)

Beim Ausfall der Periode sind die Nasenblutungen bei Frauen gut zu heißen. (Aph. V, 33.)

Wenn eine Schwangere an schwerem Durchfall erkrankt, so besteht die Fehlgeburtsgefahr. (Aph. V, 34.)

Wenn bei einer Schwangeren sich Erysipel im Uterus entwickelt, so ist es tödlich. (Aph. V, 43.)

Außergewöhnlich magere Frauen abortieren, wenn sie schwanger sind, so lange, bis sie Fett angesetzt haben. (Aph. V, 44.)

Willst du bei einer Menstruierenden die Regel unterdrücken, so lege ihr an die Brüste möglichst große Schröpfköpfe an. (Aph. V, 50.)

Wenn eine schwangere Frau ihre Regel bekommt, kann die Leibesfrucht unmöglich gesund sein. (Aph. V, 60.)

Wenn bei einer Frau, ohne daß Frostgefühl oder Fieber sich einstellt, die Regel ausfällt, dafür aber Ekel vor Speisen und auch Übelkeiten sich einstellen, so mußt du auf Schwangerschaft schließen. (Aph. V, 61.)

... Es ist von Nutzen, Schwindsüchtige, die nicht hochgradig fiebern, mit Milch zu ernähren; man darf sie auch sonst bei langwierigen und hartnäckigen Fieberzuständen verabreichen, falls die Entkräftung stark vorgeschritten ist. (Aph. V, 64.)

Weiche Geschwülste sind gutartig, harte Geschwülste bösartig. (Aph. V, 67.)

Geschwüre mit Haarschwund und Glätte ringsherum sind von übler Art. (Aph. VI, 4.)

Nieren- und Blasenleiden werden bei alten Leuten schwerlich geheilt. (Aph. VI, 6.)

Die bei Wassersuchtkranken auftretenden Hautgeschwüre heilen nicht leicht. (Aph. VI, 8.)

Ausgebreitete Ausschläge, die kein starkes Jucken verursachen, heilen schlecht. (Aph. VI, 9.)

Bei heftigen Schmerzen im Schädelinnern führt eitriger, wäßriger oder blutiger Ausfluß aus der Nase, dem Mund oder den Ohren eine wesentliche Erleichterung des Zustandes herbei. (Aph. VI, 10.)

Wenn sich zum Schluchzer Niesen gesellt, so hebt dieses jenen auf. (Aph. VI, 13.)

Die schweren Verwundungen der Blase, des Gehirns, des Herzens, des Zwerchfells, des Dünndarms, des Bauchfells und der Leber sind tödlich. (Aph. VI, 18.)

Wenn ein Knochen, ein Knorpel, ein Nerv (Sehne?), eine dünne Backenstelle oder die Vorhaut durch Schnitt durchtrennt werden, wachsen sie weder nach noch zusammen. (Aph. VI, 19.)

Wenn sich Blut auf unnatürlichem Wege in die Bauchhöhle ergießt, muß es dort notwendigerweise zur Eiterbildung kommen. (Aph. VI, 20.)

Wenn sich Angstzustände und Verstimmungen bei einem dauernd festsetzen, so lautet die Diagnose auf Melancholie. (Aph. VI, 23.)

Nach erfolgter Zerreißung wächst der Dünndarm nie zusammen. (Aph. VI, 24.)

Bei operativer Eröffnung eines Empyems oder einer Bauchwassersucht mittels Messers oder Brenners soll man sich hüten, den Eiter oder den serösen Erguß zu rasch zu entleeren; sonst erfolgt tödlicher Kollaps. (Aph. VI, 27.)

In den Eingeweiden verborgene Krebsgeschwulst sollte man lieber nicht allzuviel behandeln; denn die Vielbehandelten werden von der Krankheit schneller dahingerafft als die nicht Behandelten, die noch recht lange am Leben bleiben können. (Aph. VI, 38.)

Wenn sich bei Gelbsüchtigen die Leber sehr hart anfühlt, so ist es schlimm. (Aph. VI, 42.)

Besteht eine geschwürige Wunde so etwa ein Jahr lang oder länger, so wird auch der Knochen abgestoßen und dann entsteht eine stark eingezogene Narbe. (Aph. VI, 45.)

Bei solchen, für die Aderlässe oder Abführungskuren angezeigt sind, empfiehlt es sich, in der Frühjahrszeit zur Ader zu lassen oder abzuführen. (Aph. VI, 47.)

Bei schweren Gehirnverletzungen tritt ausnahmslos Fieber und galliges Erbrechen ein. (Aph. VI, 50.)

Wenn, ohne daß Fieber hinzukommt, ein Gesunder plötzlich unter heftigen Kopfschmerzen die Sprache und das

Bewußtsein verliert und schnarchende Atmung bekommt, so geht er in spätestens sieben Tagen zugrunde. (Aph. VI, 51.)

Heiteres, mit Lachen einhergehendes Delirieren ist weniger ernst zu nehmen als solches bei düsterem, starrem Gesichtsausdruck. (Aph. VI, 53.)

Bei akuten, mit heftigem Fieber einhergehenden Krankheiten ist große, schluchzende Atmung ein gefährliches Symptom. (Aph. VI, 54.)

Bei akuten Krankheiten ist das Kaltwerden der Extremitäten ein schlimmes Zeichen. (Aph. VII, 1.)

Bei Knochenerkrankungen ist es böse, wenn das Fleisch darüber bleiartig livide Farbe annimmt. (Aph. VII, 2.)

Wenn Schüttelfrost auf den Schweißausbruch folgt, so ist es nicht gut. (Aph. VII, 4.)

Das Aufbrechen eines Abszesses nach innen zieht Schwächeanfälle, Erbrechen, ja sogar Ohnmachten nach sich. (Aph. VII, 8.)

Bei Ileus sind Erbrechen, Schluchzer, Zuckungen und Delirien gefährliche Symptome. (Aph. VII, 10.)

Nach einem Schlag auf den Kopf auftretende Bewußtlosigkeit oder Delirien sind schlimm. (Aph. VII, 14.)

Eitriger Auswurf nach Blutspeien ist böse. (Aph. VII, 15.)

Gefährlich sind: Erysipel bei bloßgelegtem Knochen; Fäulnis und tiefe Eiterung bei Erysipel; heftige Blutung bei stark pulsierenden Wunden; innere Vereiterung bei lang anhaltenden Schmerzen in der Bauchhöhle; Dysenterie bei unstillbarem Durchfall. (Aph. VII, 19—23.)

Die zu heftigen Schmerzen im Leib sich gesellende starke Abkühlung der Extremitäten ist schlimm. (Aph. VII, 26.)

Wenn sich beim Einstich in das Pleuraempyem — ob mit Messer oder Brenner — reiner, weißer Eiter entleert, so kommt der Kranke durch; wenn aber der Eiter mit Blut untermischt, jauchig und stinkend ist, so wird der Kranke zugrunde gehen. (Aph. VII, 44.)

Leute, deren Gewebe zuviel Wasser enthalten, lasse man getrost hungern; denn durch Hunger trocknen die Gewebe aus. (Aph. VII, 59.)

Bei kontinuierlichem Fieber künden alle auf jeden dritten Tag fallenden hohen Fiebersteigerungen große Gefahr; ungefährlich ist diese Fiebersteigerung nur bei intermittierendem Fieber. (Aph. VII, 63.)

Was durch Arznei nicht geheilt werden kann, wird durch Messer geheilt; was das Messer nicht heilt, heilt das Glüheisen; was aber das Feuer nicht heilen kann, muß als unheilbar angesehen werden. (Aph. VII, 87. Die Echtheit dieses Aphorismus wird stark angezweifelt.)

Das Buch der Prognosen (προγνωστικόν).

> „Diese Darstellung der Lehre von den akuten Krankheiten vom prognostischen Standpunkt aus, ist eine der berühmtesten und am häufigsten herausgegebenen Schriften der Sammlung, ebenso ausgezeichnet durch ihren Inhalt als ihre Form" (HAESER, Gesch. d. Med.)

Der tüchtigste Arzt ist meines Erachtens der, welcher vorausschauend ist. Indem er bei den Kranken das, was sich auf den Status, die Anamnese und die Prognose bezieht, rechtzeitig vorher erkennt und vorhersagt und sich überdies hinzudenkt, was die Kranken ihm nicht anvertraut haben, so wird er deren Vertrauen gewinnen und sie überzeugen, daß er ihren Zustand am besten erkenne, so daß sie ohne Zaudern sich diesem Arzte anvertrauen werden ... Bei Kranken, die er hofft durchbringen zu können, wird er dadurch noch besser in der Lage sein, die richtigen Maßnahmen zur Abwendung der Gefahr zu treffen; und sagt er nicht allzu bestimmt voraus, welcher von ihnen mit dem Tod abgehen und welcher am Leben bleiben wird, wird er frei von jeder Schuld dastehen. (Progn. I.)

Bei akuten Krankheiten soll der Arzt zuallererst auf den Gesichtsausdruck des Kranken achten, ob dieser die Züge der Gesundheit an sich trägt, und vor allem, ob er sich nicht gänzlich im Gesicht verändert hat. Je mehr sich das Gesicht verändert hat, um so ernster wird die Sache. Und diese mahnenden Zeichen sind: zugespitzte Nase, eingefallene hohle Augen, eingesunkene Schläfen, kalte zusammengeschrumpfte Ohren mit abstehenden Ohrläppchen, harte, gespannte, trockene Haut an der Stirn und ins Gelbe, ins Schwärzliche, ins Bläuliche oder ins Bleierne verfärbte Haut des ganzen Gesichtes ... Man muß auch während des Schlafes auf die Augen achten, ob nicht vom Augenweiß etwas sichtbar ist; wenn durch halbgeschlossene Lider, ohne daß vorher erschöpfende Durchfälle oder Abführkuren vorausgegangen wären, etwas Weiß sichtbar ist, so ist dieses Symptom, wenn der Kranke nicht immer so zu schlafen pflegt, äußerst bedenklich und kündigt die Todesgefahr an und, gesellt sich zu einem jener Symptome auch noch das Zusammenfallen und die bläuliche oder gelbliche Verfärbung der Haut, der Augenlider, der Lippen und der Nase, so muß man jeden Augenblick den Tod erwarten. Auf die bevorstehende Auflösung weisen auch die Erschlaffung, das Herunterhängen und die Kälte der weiß gewordenen Lippen hin. (Progn. II.)

Wenn ein Schwerkranker auf der Höhe der Krankheit immerfort verlangt, im Bett aufgerichtet zu werden, so ist das bei allen akuten Krankheiten, besonders aber bei Lungenentzündung, ein recht schlimmes Zeichen ... Zähneknirschen bei hohem Fieber bedeutet, wenn es kein Gewohnheitsknirschen ist, eine Bewußtseinsstörung und Gefahr, die im Verzuge ist ... Der Arzt muß dann nachforschen, ob nicht zufällig schon vor der Erkrankung oder während des Krankenlagers eine Verwundung in der Anamnese zu finden ist ... (Progn. III.)

... Wenn die Hände bei akuten Fiebern, wie Lungenentzündung, Typhus (?), Gehirnhautentzündung (?), immerfort vor dem Gesicht hin und her bewegt werden, als ob sie ins Leere greifen, Strohhalme zusammenlesen, Fasern aus der Bettdecke zupfen oder von der Zimmerwand den Mörtel herunterkratzen wollen, so ist dies alles schlimm und droht mit Todesgefahr. (Progn. IV.)

Die gutartigsten Schweiße in allen akuten Fieberzuständen sind solche, die an kritischen Tagen ausbrechen und das Fieber auf einmal kupieren ... Am gefährlichsten aber sind die kalten Schweiße, besonders wenn sie nur am Kopf, im Gesicht und im Nacken auftreten. Diese zeigen bei schweren Erkrankungen den nahen Tod an ... (Progn. VI.)

... Bei Lungenentzündungen ist ein rostfarbener Auswurf mit geringer Blutbeimischung im Beginn der Krankheit nur heilsam und zuträglich. Wenn er aber noch am kritischen siebenten Tage und noch länger besteht, wird die Sache weniger angenehm. Jeder Auswurf, der keine Linderung der Brustschmerzen bringt, ist von Übel. Am schlimmsten ist der schwärzliche Auswurf. (Progn. XIV.)

Brustschmerzen, die weder durch Auswurf noch durch Aderlaß und Diät, noch durch natürliche oder künstliche Entleerung gebessert werden, drohen mit der Vereiterung der Lungen. Es ist zu erwarten, daß, wenn nach dem siebenten Tage der Auswurf ganz eitrig wird, der Patient schon vor dem vierzehnten Tage sterben wird, wenn nicht eine besonders günstige Wendung eintritt. Prognostisch ungünstig ist es, wenn große Abgeschlagenheit besteht, die Atmung groß und rasch wird, die Schmerzen nicht aussetzen wollen, der Auswurf mühsam vor sich geht, wenn der Durst quälend ist und die Fieberhitze den Körper nicht gleichmäßig befällt, sondern der Leib und die Brust glühen, während die Stirn, die Hände und die Füße eiskalt sind, und wenn Harn, Stuhl, Schlaf und Schweißausbruch darauf hinweisen, daß eine Verschlimmerung zu erwarten ist. Gesellt sich diese oder jene von den erwähnten Erscheinungen zu jenem Auswurf, so erfolgt die Auflösung noch vor dem vierzehnten Tage, meistens aber am neunten oder elften ... (Progn. XV.)

Heftige und anhaltende Kopfschmerzen, von Fieber begleitet, sind, falls lebensgefährliche Anzeichen auftreten, äußerst gefahrvoll. Fehlen jene Anzeichen und hält der Kopfschmerz bei anhaltendem Fieber noch am zwanzigsten Tage an, so muß man eine Blutung aus der Nase erwarten ... Aber auch bald nach dem Auftreten der Kopfschmerzen können sich, besonders bei deren Lokalisation in der Schläfen- und Stirngegend, solche Blut- und Eiterflüsse aus der Nase einstellen. (Progn. XXI.)

Heftige Ohrenschmerzen, verbunden mit anhaltend hohem Fieber, sind zu fürchten wegen der Gefahr, daß der Mensch in Delirien verfällt und stirbt. Wegen eben dieser Gefahr des Ohrenleidens ist vom ersten Tage an sorgfältig auf den ganzen Symptomenkomplex zu achten. Junge Leute gehen am siebenten Tage oder gar noch eher daran zugrunde; die älteren viel langsamer, da bei ihnen das Fieber und die Delirien nicht so leicht auftreten, so daß der Eiter sich im Ohrinnern noch zeitig bilden kann. Hingegen stellen sich im vorgerückten Alter um so leichter Rückfälle ein, welche die meisten später doch noch hinwegraffen. Die Jugendlichen aber gehen zugrunde, noch ehe die Eiterung nachweisbar wurde, es wäre denn, daß bei ihnen weißer Eiter aus dem Ohr herausfließt, welcher Umstand zur Hoffnung berechtigt, daß auch der jugendliche Kranke, wenn die übrigen Symptome nicht ungünstig sind, durchgebracht werden kann. (Progn. XXII.)

Wer also zutreffende Voraussagen über die Genesungs- oder Todeswahrscheinlichkeiten oder über längere oder kürzere Dauer der Krankheiten machen will, der kann nur dann über alles richtig urteilen, wenn er die Symptome studiert, über ihre wechselseitigen Beziehungen nachdenkt, unter der von mir oben angedeuteten Berücksichtigung des übrigen Symptomenkomplexes, wie auch vor allem des Harns und des Auswurfes. Er muß sich aber auch schleunigst über die Art der zur Zeit herrschenden epidemischen Krankheiten orientieren und auch die Beschaffenheit der Jahreszeit mit berücksichtigen. Es gehört dazu die genaue Kenntnis der verschiedenen Wetterzeichen und sonstigen Umstände, und man darf nicht achtlos daran vorübergehen, was in jedem Jahrgang und in jeder Jahreszeit an guten und bösen Voraussetzungen für die gute oder böse Wandlung der Krankheit enthalten ist ... Folglich wisse man, daß in einer bestimmten Gegend es gar nicht so schwierig ist, in den meisten Fällen auf das

Richtige zu kommen, wenn man nur lernt, durch gewisses Studium der Voraussetzungen sie richtig zu beurteilen und in zutreffender Weise zu werten. (Progn. XXV.)

Vorhersagen II (προῤῥητικόν β).

„Eine spätere Sammlung klinischer Bemerkungen, welche sich aber durch ihren größtenteils den Lehren der Koischen Schule entlehnten Inhalt, ihren durchaus erfahrungsmäßigen Charakter, das Fehlen aller theoretisierenden Erklärungen den wertvollsten Abhandlungen der Sammlung anschließt" (HAESER, Gesch. d. Med.).

… Ich kann nur raten, wie bei der ärztlichen Kunst überhaupt, so auch besonders bei den Prognosen, recht vorsichtig zu sein in Erwägung des Umstandes, daß, wenn man auch bei zutreffenden Voraussagen von verständigen Kranken bewundert werden mag, man beim Fehlschlagen der Prognose nicht allein den Spott einsteckt, sondern auch als Narr angesehen wird. Deswegen empfehle ich die Vorhersage und alles, was dazu gehört, nur mit großer Umsicht auszusprechen. Denn ich weiß tatsächlich vom Hörensagen und aus eigener Erfahrung, wie wenig die Masse es versteht, das, was in der ärztlichen Kunst ausgesprochen und ausgeführt wird, verständig zu beurteilen oder es den anderen richtig darzustellen. (Vorhers. II, 2.)

… Man ist in der Lage, beim bettlägerigen Kranken alles auf das genaueste zu untersuchen mit Hilfe der Sinne, die uns zur Verfügung stehen. Erstens kann man bei einem Bettlägerigen, der sich streng an die Diät hält, viel besser mit den Augen sehen und sich überlegen, welche Verstöße er begangen hat; ferner gibt die Betastung des Abdomens und der Arterien viele wertvolle Aufschlüsse. Dann gibt der Geruchsinn bei verschiedenen fieberhaften Krankheiten vermöge ihres verschiedenen Geruches dem Arzt vielfach ausgezeichnete Winke. Auch das Ohr vermittelt dem Arzt durch Behorchung der Stimme und der Atmung des Kranken manches, was dem Gesunden abgeht. Gleichviel ist jeder Versuch der Prognose zu verwerfen, ehe der Arzt die Natur des Leidens und des Leidenden gründlichst kennengelernt hat: denn solange der Krankheitsstoff noch im Körper kreist, kann die Atemnot, das Fieber stürmischer, der Leib gespannter sein als später, nachdem er sich irgendwo festgesetzt hat. Aus diesen Gründen ist es gewagt, vorherzusagen, ehe die festgesetzte Krankheit ihr wahres Wesen offenbart hat. (Vorhers. II, 3.)

... Wer gewöhnt ist, nach reichlichem Essen so viel, wie ihm bekömmlich ist, spazierenzugehen, bekommt danach besseres Aussehen und wird bei körperlichen Verrichtungen gelenkiger und frischer. Sein Stuhl wird dann spärlicher, aber auch wesentlich fester. Macht er sich aber nach dem Essen nicht genügend Bewegung, so wird er von Aufstoßen und Blähungen geplagt, seine Plethora bessert sich nicht, und bei körperlichen Anstrengungen wird er viel mehr als zuvor schwitzen. Seine Atemnot und Trägheit wird zunehmen, seine Entleerungen werden massenhafter und weniger gut geformt sein. Sieht er aber von beiden — von genügender Nahrung, wie von genügender Bewegung — ab, so wird er erst recht noch schwerfälliger und träger... Hat er mit dem Weibe nur einmal geschlechtlich verkehrt, so wird er danach frischer und lebhafter werden, kennt er aber im Beischlaf kein Maß, so fällt er bald zusammen, sieht wie ausgemergelt aus, wird bleicher und matter... Der ausgeschiedene Harn muß seiner Menge nach dem Quantum des Getrunkenen entsprechen, immer gleich im Strahl und möglichst ergiebig sein, etwas dichter und schwerer als die genossenen Getränke. Wenn er zu wäßrig ist und in größeren Mengen abgesondert wird, als der Kranke zu trinken hatte, so zeigt das an, daß der Kranke im Trinken nicht Maß gehalten hat und seine Auffütterung nicht gelingen kann, solange der Harn so bleibt. (Vorhers. II, 4.)

Über Schwindsüchtige habe ich folgendes zu sagen: Soll der Patient gut davonkommen, so muß das Aushusten gut vonstatten gehen und weißen, homogenen, nicht farbigen und nicht zähen Auswurf fördern... Fieber darf er nicht oder wenigstens nicht so hoch haben, daß ihm der Appetit vergeht und der Durst quälend wird. Der Stuhl muß täglich abgehen und fest sowie ausreichend sein. Der Kranke darf nicht zu stark abmagern. Breiter und gar behaarter Brustkasten ist ein Vorzug. Die Rippen dürfen nicht stark hervortreten und die Brustmuskulatur muß gut entwickelt sein. Wer alle diese Merkmale aufweist, hat die meiste Aussicht durchzukommen, wer sie aber durchweg vermissen läßt, ist am meisten gefährdet. Junge Leute, welche im Gefolge einer Anhäufung des Krankheitsstoffes, eines fistulösen Prozesses oder eines anderen ähnlichen Umstandes oder auch infolge eines Wiederaufflackerns einer alten Eiterung ein Empyem bekommen, überstehen die Schwindsucht nicht, es müßte denn bei ihnen eine Reihe von günstigen Wandlungen auftreten. Die Phthisiker gehen zumeist im Herbst ein, wie denn auch die weitaus meisten Kranken anderer Kategorien ernster Art in dieser Jahreszeit verenden ... (Vorhers. II, 7.)

Gichtkranke Greise, die um die Gelenke herum harte Knoten haben, müßiges Leben ohne Bewegung führen und dazu hartleibig sind, sind alle, meiner Erfahrung nach, durch die menschliche Kunst kaum gesund zu machen ... Ein junger Podagriker, der an den Gelenken noch keine Knoten hat, seine Lebensweise sorgfältig regelt, Muskelarbeit verrichtet und gute Verdauung bei verordneter Diät hat, der kann vollends genesen, wenn er einen einsichtigen Arzt findet. (Vorhers. II, 8.)

Von Kranken, die von der „heiligen Krankheit" (Epilepsie und vielleicht auch Tetanie und Chorea?) befallen sind, sind solche am schwersten heilbar, die ihre Krankheit von Kind auf haben, so daß sie mit dieser Krankheit mannbar wurden; dann solche, bei denen sie sich entwickelt hat in dem besten Lebensalter zwischen 25 und 45 Jahren, und nach diesen solche, bei denen das Leiden unvermittelt aufgetreten ist, ohne vorher seinen Ursprungsort im Körper verraten zu haben ... Die vom Kopfe (Gehirn) ausgehenden Formen sind kaum zu heilen, nächstdem sind die von der Brustseite ausgehenden schwer heilbar; dagegen sind die von den Extremitäten ausgehenden Formen (Chorea?) am leichtesten zu kurieren. Es muß aber der Arzt, der sich auf diese Behandlung versteht, sich der Kranken annehmen, solange sie noch jung und beweglich sind, vorausgesetzt, daß sie nicht verblödet oder durch Schlagfluß gelähmt sind ... (Vorhers. II, 9.)

Von der Siebenzahl (περὶ ἑβδομάδων).

Die nur in Bruchstücken auf uns gekommene verstümmelte Schrift geht von pythagoreischen Anschauungen über die Siebenzahl aus und stellt nach der Erläuterung des Einflusses der Zahl „Sieben" die Seele als aus der Wechselwirkung „des Warmen und des Kalten" hervorgegangen dar.

Der menschliche Organismus macht sieben Wandlungen durch, die man Lebensaltersstufen nennt; als kleines Kind, als älteres Kind, als Knabe, als Jüngling, als reifer Mann, als älterer Mann und als Greis. Bis zum siebenten Jahr, also bis zum Zahnwechsel, ist man ein kleines Kind, bis zu zweimal sieben Jahren, d. h. bis zum ersten Durchbruch der Mannbarkeit und der Samenreifung, noch ein Kind, bis zu dreimal sieben Jahren, d. h. bis zum Hervorsprießen des Bartwuches, ein heranwachsender Knabe, bis zu viermal sieben Jahren, d. h. bis zum Auswachsen des ganzen Körpers, ein Jüngling; bis zu siebenmal sieben Jahren ein reifer Mann; bis zu achtmal sieben Jahren ein älterer Mann; von da ab beginnt das Greisenalter. (Siebenz. IV.)

Wenn das Warme und das Kalte das richtige Mischungsverhältnis zueinander einhalten, ist der Mensch gesund. (Siebenz. XXIV.)

Von kritischen Tagen (περὶ κρισίμων).

In diesen Bruchstücken beachte man den Scharfblick des hippokratischen Arztes, der hier Krankheitsbilder von seltener Prägnanz zeichnet.

Man erforsche genau die Beschaffenheit jeder Jahreszeit und, damit im Zusammenhang, die jeder Krankheit: was daran günstig und was gefährlich ist, gleichviel ob es an der Jahreszeit oder an der Krankheit liegt; man erkenne daraus, ob eine Krankheit langwierig oder gar tödlich ist oder nur langwierig aber heilbar, ob sie akut und todbringend oder nur akut aber heilbar ist. Daraus ergibt sich die Möglichkeit, die Ordnung der kritischen Tage abzuleiten, und das ermöglicht auch die Prognosenstellung. Schließlich bestimmen diese Gesichtspunkte auch die Frage, welche Kranke, zu welcher Zeit und in welcher Weise ernährt werden sollen. (Kr. Tage I.)

Tetanusarten gibt es zwei oder drei. Folgt der Tetanus auf eine Verwundung, so erleidet der Kranke folgendes: Die Kinnbacken werden steif wie Holz, so daß der Mund nicht geöffnet werden kann, die Augen tränen viel und zucken schmerzhaft; der Rücken wird steif, die Beine, die Hände und das Rückgrat können nicht gebeugt werden. In den mit dem Tode endenden Fällen kommen die soeben genossenen Getränke und Speisen zurück und fließen zur Nase heraus. — Der eigentliche Opisthotonus aber kann zum Teil die gleichen Erscheinungen darbieten; er tritt auf, wenn die rückwärtigen Sehnen im Nacken ergriffen sind. Diese Erkrankung entsteht entweder durch schwere Halsentzündungen oder durch entzündliche Schwellung und Vereiterung des Zäpfchens oder der beiden Mandeln. Bei manchen kommt noch ein Krampf infolge eines vom Gehirn ausgegangenen Fiebers hinzu. Auch hier kann Verwundung vorausgegangen sein. Der Rücken wird nach rückwärts gezogen, durch Schmerzen wird er und auch der Brustkasten steif, der Patient jammert vor Schmerzen, wird von heftigen Krämpfen befallen, so daß die Anwesenden nur mit Mühe es verhindern können, daß er nicht aus dem Bette fällt. — Diese Form des Tetanus ist nicht so lebensgefährlich wie die zuerst beschriebenen. Er kann aber dieselben Ursachen haben, und hier wie dort ist der ganze Körper von Krämpfen befallen. (Kr. Tage IV, V, VI.)

Ein schwerer Ikterus verläuft akut und führt schnell zum Tode. Die Hautfarbe wird am ganzen Körper der Farbe einer Granatapfelschale am ähnlichsten, mitunter noch grünlicher, ja manchmal so grün wie bei Eidechsen. Ähnlich wird der Körper auch innerlich, so daß auch der Harn einen rötlich gefärbten Satz absetzt. Fieber und leichte Schüttelfröste stellen sich ein, der unruhig sich gebärdende Kranke kann dann nicht einmal den Druck der Bettdecke vertragen, und besonders gegen Morgen leidet er bei nüchternem Magen stark an Beißen und Jucken und an Kollern in den Gedärmen. Richtet man ihn auf oder weckt man ihn, oder spricht man zu ihm, so wird er unleidig. Diese Kranken sterben meistens schon binnen vierzehn Tagen. Haben sie aber diese Zeit überlebt, so ist ihre Heilung gesichert. (Kr. Tage IX.)

Eine Lungenentzündung bietet folgendes Krankheitsbild: Heftiges Fieber, stark beschleunigte Atmung, heißer Atem, Beklemmungen und Schwächezustände stellen sich ein. Der Kranke wirft sich hin und her, klagt über heftige Schmerzen in der Schulterblätter-, Schlüsselbein- und Brustwarzengegend und über schweren Druck auf der Brust. Dann stellen sich Delirien ein. — Es gibt aber auch Kranke, die, bis das Aushusten des Auswurfes beginnt, schmerzfrei bleiben. Diese Form ist aber langwieriger und schwerer als die erste. — Zu Anfang ist der Auswurf weißlich und schaumig. Die Zunge ist zuvörderst gelblich, wird aber im Laufe der Zeit immer schwärzer. Ist sie aber schon zu Beginn schwärzlich, so tritt die entscheidende Krise um so rascher, bei langsamer Schwärzung um so später ein. Zum Schluß wird die Zunge rissig, und bleibt der sie betastende Finger des Arztes an ihr kleben und haften. In bezug auf die entscheidende Wendung der Krankheit ist die Zungenbeschaffenheit genau so bezeichnend, wie bei der Pleuritis. So ergeht es dem Patienten nicht weniger als fünfzehn und nicht länger als einundzwanzig Tage. Und diese ganze Zeit hustet er sehr stark und entleert beim Husten anfangs reichlichen, schaumigen Auswurf, dann vom siebenten bis achten Tage an, wo das Fieber am höchsten ist, einen dicklicheren, falls die Pneumonie zur feuchten Form neigt, wenn aber nicht, so ist es anders: es stellt sich am neunten oder zehnten Tage ein dunkelgelbes oder bluthaltiges Sputum ein, das vom zwölften bis zum vierzehnten Tage besonders reichlich und eitrig wird. Ist die Konstitution und die Körperdisposition des Kranken feucht, so ist auch der Krankheitsverlauf besonders heftig; besser daran sind Kranke von mehr trockener Konstitution und Beschaffenheit. (Kr. Tage X.)

Von den Geweben (περὶ σαρκῶν).

„Dem Inhalt nach scheint diese Schrift jüngeren Datums zu sein, weil darin sich eingehendere anatomische Kenntnisse und entwickeltere Vorstellung von der Funktion der Sinnesorgane zeigen. Es ist bereits ein Unterschied zwischen Arterien und Venen gemacht und das Gehirn in gewissem Sinne als Zentralorgan betrachtet, wenn auch noch in unvollkommener Form."—„Der Verfasser gibt thier eine Art Embryologie, Histologie und allgemeine Physiologie auf Grund naturphilosophischer Voraussetzungen, sich an die Lösung der schwierigsten Probleme der organischen Schöpfung wagend" (SPAET, Hippokratische Medizin).

Des Menschen Gehör kommt folgendermaßen zustande: Der äußere Gehörgang endet an einem Knochen, der hart und trocken wie Stein ist. Nach innen zu ist der Knochen kanalähnlich ausgehöhlt. Der Schall bricht sich an diesem harten Knochen und hallt in dessen Höhlung an der knöchernen Wandung wieder. Das Trommelfellhäutchen im Gehörorgan, das am harten Knochen ausgespannt ist, ist dünn wie Spinngewebe und ist die trockenste von allen Häuten des Körpers. Es gibt viele Belege dafür, daß das Trockenste auch das beste Resonanzmaterial ist; je stärker aber die Resonanz, um so feiner auch das Gehör. Manche Naturforscher haben behauptet, daß es das Gehirn sei, das diesen Widerhall und das Gehör vermittelt. Das ist aber nicht gut möglich: denn erstens ist das Gehirn selber feucht, dann sind die es einschließenden Häute auch feucht und hart, und erst nach außen von der Dura mater kommt der Knochen. Feuchtes gibt aber nie einen Resonanzboden ab; das tut nur das Trockene. Und nur die Resonanz ergibt das Gehör. (Gew. XV.)

Das Gehirn, das selbst feucht ist, riecht das Trockene, indem es dessen Geruch durch die Nasengänge, wenn sie trocken sind, mit der Luft hineinzieht. Denn das Gehirn erstreckt sich bis in die Nasenhöhlen. An dieser Stelle ist ihm nicht etwa ein Knochen, sondern nur ein Knorpel vorgelagert, der weich wie ein Schwamm ist und weder fleischig noch knochig ist. Sind nun die Nasenhöhlen trocken, so nimmt es den Geruch der trockneren Substanzen am schärfsten wahr. Das reine Wasser nimmt es durch den Geruch nicht wahr, da dieses feuchter ist als das Gehirn, außer wenn es fault. Denn bei Fäulnis wird das Wasser wie alles, was fault, dicker. Sind aber die Nasenhöhlen feucht, so geht das Geruchsvermögen des Gehirns verloren, da dieses die Luft nicht mehr einziehen kann. Und wenn auf diesem Wege das Gehirn von seiner eigenen Substanz reichliche Mengen gegen den Gaumen, den Schlund, die Lunge und gar in die übrigen Körperhöhlen abtropfen läßt, so merken es die Menschen und nennen es Katarrh, weil es aus dem Kopfinnern herunterfließt . . . (Gew. XVI.)

Das Sehvermögen ist so zu erklären: Aus den Gehirnhäuten treten zwei Gefäßstränge durch den knöchernen Schädel zu den beiden Augen. Durch diese Stränge werden die feinsten Teilchen des klebrigen Gehirninhaltes durchgesiebt, die auf diese Weise an der Peripherie des Augapfels zu einem Häutchen werden, das so zart und dünn ist, wie sie selbst und die durchsichtige Hornhaut bilden, die der Außenwelt zugekehrt und der Luft ausgesetzt ist nach demselben Prinzip, wie die von mir schon anderweitig beschriebenen Grenzhäute des Körpers. Vor der sehenden Pupille liegen nach innen mehrere Schichten durchsichtiger Gebilde, die genau so wie sie für das Licht durchgängig sind. In eben diesen durchsichtigen Medien spiegelt sich das Licht und alles, was leuchtet, wieder. Und gerade diese Spiegelung bewirkt das Sehen. Was nicht leuchtet und nicht sich spiegelt, kann auch nicht gesehen werden. Das übrige Gewebe um das Auge herum — das Augenweiß — ist fleischig. Und das eigentliche Sehloch, die sogenannte Pupille, erscheint darum schwarz, weil sie in der Tiefe liegt und von einer dunklen Membran umrandet ist. Den Namen Membran (Iris?) geben wir dem im Innern des Auges befindlichen Ding, das wie eine Haut aussieht. Tatsächlich aber ist diese nicht schwärzlich von Aussehen, sondern hell und durchsichtig. Und das flüssige Innere des Auges ist schleimig-klebrig; denn oft sahen wir klebrigen Saft aus dem verwundeten Auge herausquellen. Er ist wäßrig, solange er noch warm ist. Erkaltet er aber, so erstarrt er zu trockener, harzartiger, durchsichtiger Masse, — bei Menschen wie bei Tieren. Durch alles, was in das Auge eindringt, sei es heftiger Wind, sei es ein zu heller Strahl oder gar eine Salbeneinreibung, leidet das Auge, weil seine Oberfläche feucht ist, nach Art der Mundhöhle, der Zunge und der übrigen Körperhöhlen, die auch feucht sind. (Gew. XVII.)

Das Sprechen kommt dadurch zustande, daß der Mensch das Pneuma (Luft) in sich voll einsaugt, vornehmlich aber in das Innere seiner Hohlräume; indem er es wiederum herausstößt, erzeugt das Pneuma im hohlen Raum den Schall, denn der Schädel gibt dazu den Resonanzboden ab. Und die Zunge artikuliert die Laute stoßweise; indem sie den Schlund absperrt und gegen den Gaumen und die Zähne anschlägt, läßt sie deutliche Laute vernehmen. Würde die Zunge nicht jedesmal die Laute stoßweise artikulieren, so könnte der Mensch nicht deutlich sprechen, sondern nur einfache, einzelne Naturlaute ausstoßen. Das beweisen die von Geburt Taubstummen, die kein Sprechvermögen haben, sondern nur Einzellaute hervorbringen. Auch geht das Sprechen nicht, wenn man unmittelbar vorher die Luft ausgeatmet hat. Es ist doch klar, daß ein Mensch, wenn er z. B. laut singen will, die Außenluft vorher einziehen und dann austreiben muß, damit der Schall mächtiger wird und in der Luft widerhallt, bis er langsam an Stärke wieder abnimmt. (Gew. XVIII.)

Von den Säften (περὶ χυμῶν).

„Diese Schrift von vorwiegend ätiologischem Inhalt macht den Eindruck einer für Vorträge bestimmten Sammlung von Notizen" (HAESER, Gesch. d. Med.).

Von den Säften muß man wissen, erstens: in welcher Jahreszeit sie gleichsam zur Blüte gelangen; zweitens: welche Krankheiten sie in dieser oder jener Jahreszeit veranlassen; drittens: welche besondere Zustände sie in jeder einzelnen Jahreszeit verursachen; schließlich in Hinblick auf den ganzen Körper: zu welchen Krankheiten jeder seiner individuellen Konstitution nach besonders neigt ... (Säfte VIII.)

Es kommt auch darauf an, die seelischen Auswirkungen jeder Überschreitung des richtigen Maßes im Essen und Trinken, im Schlafen und Wachen zu beobachten, inwieweit auch gewisse Leidenschaften, Überanstrengungen im Beruf und in der Not, Unregelmäßigkeiten in der Arbeit und stetiger Wechsel der Lebensbedingungen auf den seelischen Zustand einwirken ... (Säfte IX.)

Der Nutzen wie der Schaden, der von der äußeren Anwendung von Salben, Übergießungen, Einreibungen, feuchten Umschlägen, Anlegen von Verbänden und dergleichen dem Kranken erwächst, bleibt nicht auf die Körperoberfläche allein beschränkt, sondern wirkt auch nach innen, genau so wie die eingenommenen Arzneien sich auf der Haut auswirken ... (Säfte X.)

Es gibt mannigfache Arten von Krankheiten. Manche sind angeboren. Durch Ausfragen kann man es feststellen. Andere wieder hängen mit der Örtlichkeit zusammen; fragt man die Bevölkerung der betreffenden Gegend aus, so gibt sie meistens Aufschluß darüber. Andere wiederum rühren von der Körperbeschaffenheit und von der Lebensweise her oder hängen mit der Art der Epidemie oder mit der Jahreszeit zusammen. Manche entstehen teils infolge der Ausdünstungen in schlammigen und sumpfigen Gegenden, teils durch das Trinkwasser oder rühren von guten oder schlechten Luftströmungen her ... (Säfte XII.)

Bläst dauernd der Föhnwind, so fallen den Menschen die Ohren zu, das Auge trübt sich, der Kopf wird schwer, Mattigkeit und Abgespanntheit stellen sich ein ... Entsprechende Krankheiten brechen dann aus, darunter vornehmlich feuchte Hautgeschwüre ... Zur Zeit der Nordwinde dagegen herrschen Husten, Halsentzündungen, Hartleibigkeit, Frösteln mit Blasenbeschwerden, Schmerzen in dem Rippenfell und auf der Brust vor ... (Säfte XIV.)

. Wie man von den Jahreszeiten auf die Art der zu erwartenden Krankheiten schließen darf, so kann man mitunter auch von den Krankheitszuständen auf die bevorstehenden Regenfälle, Luftströmungen oder besondere Lufttrockenheit schließen. Wer darin ausreichende Erfahrung hat, hat auch Anhaltspunkte, um z. B. aus dem Jucken bei Hautleiden oder aus den Schmerzen in den Gelenken regnerisches Wetter vorauszusagen usw. ... (Säfte XVII.)

Die Farbe der Haut ist nicht allein zu verschiedenen Zeiten des Lebens verschieden; sie ändert sich auch je nach der Jahreszeit, was man auch berücksichtigen muß. (Säfte XIX.)

Von der Diät (περὶ διαίτης).

Der Traktat über die Lebenshaltung umfaßt eigentlich drei Bücher,
in denen HIPPOKRATES sich rühmt, gefunden zu haben, daß die Gesundheit von dem richtigen Verhältnis zwischen der Nahrungszufuhr und
dem Verbrauch abhängt. Am reizvollsten sind die Gedanken, die, im
ersten Buche niedergeschrieben, zu größtem Teil hier wiedergegeben
sind.

Ich meine, daß jeder, der über das Lebensverhalten des
Menschen vernünftig schreiben will, zu allererst die natürliche
Beschaffenheit des ganzen menschlichen Organismus kennen-
lernen und richtig beurteilen sollte. Er müßte wissen, aus
welchen Anfangszuständen dieser hervorgegangen ist und
beurteilen können, welche Bestandteile in ihm die Vor-
herrschaft haben. Kennt man diese ursprüngliche Zusammen-
setzung nicht, so vermag man auch nicht zu erkennen, was
aus ihr alles entstehen kann, und weiß man nicht, was im
Organismus vorherrscht, so vermag man wiederum nicht,
dem Menschen das zuzuführen, was ihm nützen kann. Das
muß man also in erster Linie wissen, wenn man darüber
schreibt; dann gehört auch die Kenntnis aller besonderen
Wirkungen der festen und flüssigen Nahrung dazu, die wir
zu uns nehmen, gleichviel ob unter gewöhnlichen Verhältnissen oder unter dem Zwange der Not und der Heilkunst.
Denn der Arzt muß verstehen, die Wirkung der ihrer Natur
nach allzu starken Mittel abzuschwächen, wie auch, je nach
Lage und Zweckmäßigkeit, die Wirkung der schwächeren
Mittel durch seine Kunst zu steigern. Aber auch die Kenntnis
aller jener Dinge ist allein noch nicht genügend, wenn man
berücksichtigt, daß der Mensch, welcher sich gut nährt,
unmöglich gesund bleiben kann, wenn er keine Muskelarbeit
dabei verrichtet. Denn die gute Ernährung und die körperliche Arbeit sind Dinge mit entgegengesetzter Wirkung. Beide
sind, wenn Gesundheit angestrebt werden soll, aufeinander
angewiesen; hat doch die Muskelarbeit die Aufgabe, das im
Körper Aufgespeicherte aufzubrauchen, während die feste
und die flüssige Nahrung den Zweck hat, das Verbrauchte
wieder aufzufüllen ...

... Man muß auch das richtige Verhältnis der körperlichen
Arbeit zur Menge der zugeführten Speisen, zur individuellen
Konstitution des Menschen, zu dessen Alter, zu den Jahres-

zeiten, den atmosphärischen und örtlichen Bedingungen usw.
kennen ... Die Krankheitsursachen überwältigen den Menschen nicht mit einemmal; sie speichern sich in ihm nur
allmählich auf, bis sie schließlich zu ihrer ganzen Fülle an-
schwellen. Ich habe nun erkannt, was alles im Menschen
vorgeht, bis er, der bis dahin gesund war, von der Krankheit
überwältigt wird; desgleichen, wie man das Kranke im Menschen wieder zur Gesundheit zurückführt ... (Diät II.)

Der Mensch besteht, wie auch die übrigen Lebewesen alle,
aus zwei Grundbestandteilen, die zwar von verschiedener
Wirkung, aber von gleicher Bestimmung sind, ich meine aus
Feuer und Wasser ... Von diesen beiden hat das Feuer die
Eigenschaften des Warmen und Trockenen, das Wasser dagegen die des Kalten und Feuchten. Das Feuer entzieht
dem Wasser das Feuchte, denn im Feuer ist tatsächlich auch
etwas Feuchtes enthalten, wie im Wasser etwas Trockenes
enthalten ist. Dies vorausgesetzt, werden aus der Wechselwirkung der beiden aufeinander recht mannigfache Lebens-
formen ausgesondert, die sich weder dem Aussehen noch der
Verrichtung nach gleichen, ja die auch nie in unverändertem
Zustand verharren, sondern sich bald so, bald anders verändern, wobei sie notwendigerweise auch ungleichartige
Wesen hervorbringen. Doch geht dabei nicht ein einziges
Ding, das im Ganzen eingeschlossen war, verloren, noch auch
entsteht etwas, was nicht schon vorher da war; es wandeln
sich nämlich die Dinge, indem sie sich verbinden und
trennen.

... Es kann nämlich ein Lebendiges nicht endgültig sterben
außerhalb der Gemeinschaft mit dem Ganzen, denn wohin
sollte es sterben? Und wiederum kann nicht das Nicht-
seiende seiend werden, denn woher sollte es werden? Es
lebt jenes wie dieses, und alles nimmt zu bis zu seinem Höchst-
maß und nimmt wieder ab bis zu seinem Mindestmaß, alles
natürlich innerhalb der möglichen Grenzen. Wenn ich also
von Werden und Vergehen spreche, so meine ich damit nur
die Verbindung miteinander und die Trennung voneinander.
Eigentlich ist somit das Werden und Vergehen, sich Verbinden und sich Trennen, Zunehmen, Abnehmen und sich

Aussondern zu Einem aus Allem und das Zusammenfließen des Allen zu Einem — immer eins und dasselbe... (D. III, IV.)

Es pendelt alles, das Göttliche wie das Menschliche, in stetem Wechsel von der Höhe zur Tiefe. Tag und Nacht haben ihr Höchst- und Mindestmaß, der Mond seine Phasen, Feuer und Wasser steigen und sinken, die Sonne beschreibt ihre längste und ihre kürzeste Bahn, — alles ist dasselbe und doch nicht dasselbe ... Indem eines hierhin, anderes dorthin strömt und sich miteinander vermischt, — erfüllt jedes einzelne das ihm vorbestimmte Schicksal, nach dem Höchst- und Mindestmaß ... (D. V.)

... Das Ungleichartige vermag an dem ihm nicht zukommenden Platz im Organismus nicht dauernd zu verbleiben; blind und unbewußt irrt es umher. Wenn aber die gegenseitige Annäherung erfolgt ist, weiß es mit einemmal, wohin es gehört und zu was es sich zugesellen soll. Es gesellt sich dann das Gleichartige dem Gleichartigen zu, alles Ungleichartige dagegen führt Krieg untereinander, kämpft gegeneinander und trennt sich jeweils voneinander ... (D. VI.)

Es nimmt vom Menschen auch die Seele Besitz, diese Mischung von Feuer und Wasser, die Bestandteile des Organismus sind. Diese, Weibliches wie Männliches, Vielfaches und Mannigfaltiges, wird gespeist und ernährt, je nach der Lebensweise und der Art des Menschen ... (D. VII.)

Die Musik muß vor allem ein Instrument haben, auf dem die Harmonie ihr Wesen offenbaren soll. Verschiedene Akkorde werden ihm entlockt, aus tiefen und hohen Tönen zusammengesetzt, dem Namen nach vielleicht ähnlich, der Klangwirkung nach aber verschieden. Die größten Stufen ergeben den schönsten Zusammenklang, die kleinsten Stufen klingen am wenigsten schön zusammen. Und wenn man alles auf einem Ton machen wollte, da würde jeder musikalische Genuß aufhören. Denn den meisten Genuß verschafft uns die wechselvollste und die vielgestaltigste Tonfolge ... Und so wie die Musik sich in Tönen bewegt, die mal tief, mal hoch liegen, so macht es auch z. B. unser Geschmacksinn der Musik nach, indem die Zunge mal das Süße, mal das Saure

herausschmeckt, und das, was wie ein Akkord zusammenklingt, sich von dem unterscheidet, was ein Mißklang ist ...
Wenn die Zunge ihre Aufgabe richtig erfüllt, so ergötzt sie sich an dem Zusammenstimmen in der Speisenzubereitung und umgekehrt. (D. XVIII.)

Der Töpfer läßt die Drehscheibe kreisen. Sie schreitet nicht vorwärts und nicht rückwärts, und doch ist sie dabei gewissermaßen das Sinnbild des kreisenden Weltalls ... Die Menschen und die anderen lebenden Wesen erleben in sich das gleiche. (D. XXII.)

Sieben Arten der Wahrnehmungsmöglichkeiten hat der Mensch: für die Töne das Gehör, für die sichtbare Welt das Auge, für die Gerüche die Nase, für die Unterscheidung des angenehm und des schlecht Schmeckenden die Zunge, für die Verständigung den Mund, für den Wärme- und Kältesinn die Haut und schließlich die Luftwege für das Pneuma nach außen wie nach innen ... (D. XXIII.)

Männliche und weibliche Leibesfrucht entsteht — so ungefähr — folgendermaßen. Die weibliche, wegen ihrer größeren Wesensverwandtschaft mit dem Wasser, wächst durch Zufuhr der kalten, feuchten und weichlichen Nahrung, durch starke Wasseraufnahme und entsprechende Lebensführung der Mutter; die männliche dagegen, dem Feuer näher verwandt, wächst folgerichtigerweise mehr durch trockene, warme Speisen bei sonstiger dementsprechender Lebensweise. (D. XXVII.)

... Die Seele bleibt sich immer gleich, unbeschadet des Lebensalters. Sie ändert sich weder unter den gewöhnlichen Bedingungen, noch unter dem Zwange. Der Leib aber ist niemals und in nichts derselbe, weder unter den natürlichen Bedingungen noch unter dem Zwange, denn was in ihn eingeht, löst sich in dem Ganzen auf, und alles ist in ihm durcheinandergemischt. Wenn die von beiden Eltern bei der Zeugung abgesonderten Keime zufällig beide männlicher Art sind, so entwickeln sich diese in der ihnen bestimmten Richtung und ergeben dann zuguterletzt Männer von blendendem männlichen Geist und von machtvollem männlichen Leib, insofern sie nicht später durch unvernünftige

Lebensführung an Leib und Seele wieder Schaden nehmen. Wenn aber vom Vater männlicher, von der Mutter hingegen weiblicher Keim bei der Zeugung abgesondert wird und der männliche Oberhand gewinnt, so ergibt es eine Seelenmischung zwischen dem schwächeren und dem stärkeren Teil; da der starke männliche Bestandteil keinen zweiten männlichen vorfindet, so nimmt die größere männliche Seele die kleinere weibliche in sich auf, die ihrerseits in jener größeren aufgeht. — Beide beherrschen dann in sich vereinigt die Entwicklung des Gegebenen, die schließlich auf das Überhandnehmen des Männlichen und auf das Zurücktreten des Weiblichen hinausläuft, welch letzteres schließlich seinem besonderen Schicksal verfällt. Solche Männer besitzen zwar nicht die blendende Männlichkeit der ersten Kategorie; da aber bei ihnen das männliche. Erbe des Vaters doch gesiegt hat, bleiben sie im ganzen männlich geartet; sie tragen mit Recht die Bezeichnung „Mann". Wenn jedoch von der Mutter Männliches, vom Vater dagegen Weibliches bei der Zeugung abgesondert wurde, und das Männliche Oberhand gewonnen hat, so geht die Entwicklung beider Bestandteile in schon bekannter Weise vor sich, indem das eine zu- und das andere abnimmt. Diese Art Menschen werden Mannweiber und verdienen mit Recht diese Bezeichnung ... (D. XXVIII.)

Die Weiblichkeit ihrerseits entsteht auf ähnliche Art und Weise. Wird von den beiden Eltern nur das Weibliche bei der Zeugung abgesondert, so entsteht ein Wesen von höchster Weiblichkeit und Anmut. Ist dagegen der mütterliche Keim weiblich, der väterliche aber männlich, und siegt der weibliche Keim ob, so vollzieht sich seine Entwicklung in schon bekannter gleicher Weise und es entstehen dann Frauen von größerem Mut als die zuerst genannten, wenn auch immer noch schön und anmutig. Ist schließlich auch der väterliche Erbteil weiblich, während der mütterliche männlich ist, und siegt der weibliche Keim ob, so kräftigt sich dieser letztere immer mehr und es entstehen dann noch verwegenere Weiber als die zuletzt genannten, die man dann vermännlichte Frauen nennt. An einer Vermischung der beiderlei Seelen ist eben kaum zu zweifeln. (D. XXIX.)

Die Lebensalter verhalten sich folgendermaßen zueinander. Beim Kinde waltet das Gemisch von Feucht und Warm ob; aus diesen beiden setzt es sich zusammen und in ihnen beiden vollzieht sich sein Wachstum ... Der Jüngling ist wohl warm, weil das Feuer in höherem Maße zu ihm strömt als das Wasser, aber auch trockener, weil das vom Kindesalter noch zurückgebliebene Feuchte inzwischen schon fürs Wachstum, für die Bewegung und für Muskelarbeit aufgebraucht wurde. Somit ist der Mann, sobald sein Wachstum zur Ruhe gekommen ist, trocken und kalt, weil das Zuströmen von Wärme nicht mehr im Übermaß ist, sondern zum Stillstand gekommen ist und weil nach vollendetem Wachstum der Leib erkaltet. Vom jüngeren Lebensalter her bewahrt er aber noch das Trockene in sich. Andererseits hat er noch nicht den Zuwachs vom Feuchten erfahren, der die spätere Altersstufe durch Hinzutreten des Wäßrigen kennzeichnet. Deswegen herrscht in ihm das Trockene vor. Der Greis schließlich wird kalt und feucht, weil das Feurige ihm ab- und das Wäßrige ihm zugeht, das Trockene schwindet und das Feuchte sich festsetzt. (D. XXXIII.)

Am meisten warm und trocken ist der Mann, am meisten feucht und kalt ist das Weib: weil, wenn beide auch anfänglich im Mutterleibe aus beiden Prinzipien des Warm-Kalt und Trocken-Feucht entstanden sind und darin auch wachsen, nach der Geburt der Mann im allgemeinen doch ein an Muskelkraftverbrauch reicheres Leben führt als das Weib und daher mehr Wärme verbraucht und trocken wird, während das Weib weichfeuchte und zum Müßiggang neigende Lebensgewohnheiten hat und außerdem allmonatlich einen Teil seiner Leibeswärme nach außen abgibt. (D.XXXIX.)

Von den Träumen (Diät IV) (περὶ ἐνυπνίων).

Dieses vierte Buch der Diät enthält in seiner Traumdeuterei einen für die modernen Begriffe zumeist gänzlich ungenießbaren Stoff.

Wer vernünftig urteilt, wird finden, daß Traumgesichte in jeder Hinsicht eine große Bedeutung haben. Während die Seele in wachem Zustand sich in allerlei nach außen gerichteten Tätigkeiten zersplittert und somit nicht sich selbst gehört . . ., ist sie in der vollkommenen Ruhe des Schlafes in ständiger Bewegung innerhalb des Leibes und seiner Organe; sie ist sozusagen bei sich zu Hause und regiert gewissermaßen alle Leibesverrichtungen selbst. Während der schlafende Leib von allen äußeren Wahrnehmungen abgesperrt ist, kann die allein wachende Seele ihre Erkenntnisarbeit ungestört verrichten: das schauen, was zu schauen ist, das hören, was zu hören ist, ausschreiten, berühren, trauern, sich auf etwas besinnen und so in ihrer eingeengten Begrenzung während des Schlafes alle in Betracht kommenden Funktionen des Leibes wie der Seele selbst verrichten. Und derjenige, welcher versteht, es vernünftig zu deuten, hat sich einen guten Teil dieser Weisheit angegeignet. (D. IV, 86.)

. . . Indem die Deuter der „göttlichen“ Träume uns ermahnen, uns vor dem uns im Traume angesagten Unglück in acht zu nehmen, geben sie nicht an, wie man sich davor zu hüten hat, sondern heißen uns nur zu den Göttern beten. Das Beten ist sicher ein frommes und gutes Werk; aber, indem man die Götter anruft, muß man auch sich selbst helfen können. (D. IV, 87.)

Von der Gesundheitspflege (περί διαίτης ὑγιεινῆς).

Dieser Abschnitt enthält manche brauchbare Regel für gesunde Lebensführung mit zum Teil eigenartiger Begründung.

. . . Im Winter soll man sehr stark und kräftig essen und möglichst wenig trinken . . . Auf diese Weise bleibt der Leib trocken und warm. Mit dem Einsetzen der Frühlingszeit aber soll man schon mehr Flüssigkeiten zu sich nehmen . . . und nach und nach zur Gemüsekost übergehen, um sich auf den Sommer vorzubereiten . . ., aber alles allmählich und nicht auf einmal. Im Sommer nähre man sich vorwiegend von weichem Gerstenbrot, reichlich gewässertem Trank und von Gemüsen jeder Art . . ., damit der Leib frisch, kühl und weich ist, da die Jahreszeit schon an sich heiß und trocken ist und den Leib erhitzt und austrocknet . . . Und so, wie man sich vom Winter auf den Frühling und vom Frühjahr auf den Sommer umzustellen hatte, stelle man sich auch auf den Übergang vom Sommer zum Winter ein. Im Herbst vermehre man also wiederum die Menge der Nahrung, bevorzuge kräftige und trockene Speisen mit entsprechender Gemüsezukost, trinke weniger und wäßre die Getränke nicht zu sehr, auf daß man gut in den Winter hinübergehe, wo man ungemischten Wein in kleinen Mengen bei möglichst starker und reichlicher Zufuhr von trockenster Nahrung zu sich zu nehmen hat. Auf diese Weise wird man sich am wohlsten fühlen und während der sehr kalten und feuchten Jahreszeit am wenigsten frieren. (Ges. Pfl. I.)

Für wohlbeleibten, gedunsenen, rotwangigen Menschentypus empfiehlt sich für die längste Zeit des Jahres eine möglichst wasserarme Kost; denn seine Konstitution ist schon an sich wasserreich. Den straffen, hageren und schlanken, rot- und schwarzhaarigen Menschen aber bekommt besser die wasserreiche Kost. Jugendliche sollten weichere, feuchtere Kost bevorzugen, denn ihre Leiber sind trocken und straff. Ältere Leute dagegen müßten mehr und vorwiegend trocknere Diät befolgen, denn im vorgerückten Alter ist der Leib schon an sich feucht, weichlich und kalt. Die Lebensweise hat sich also nach dem Lebensalter, der Jahreszeit, den Lebensgewohnheiten, der Örtlichkeit und der Konstitution zu richten ..., wenn man sich ganz wohl befinden will. (Ges. Pfl. II.)

Im Winter gehe man schnell, im Sommer gemächlich langsam, außer wenn man in der Sonnenglut läuft. Kräftiger gebaute Menschen dürfen rasch ausschreiten, schwächlichere Leute hingegen langsamer. Zur Sommerszeit soll man oft und viel baden, im Winter weniger ... (Ges. Pfl. III.)

Leute, die zu fettleibig sind und abmagern wollen, sollten täglich körperliche Arbeit auf nüchternen Magen verrichten, und, noch ehe sie sich von der Ermüdung erholt haben, ihre Mahlzeiten einnehmen, nachdem sie einen Schluck lauen gewässerten Weines getrunken haben; sie sollen solche Speisen bevorzugen, die in ganz kleinen Mengen schnell sättigen. Mehr als einmal am Tage sollen sie nicht essen, nicht baden, auf hartem Lager schlafen, soviel wie möglich nackt Luftbäder nehmen. Die mageren Leute, die Fett ansetzen wollen, müssen hingegen eine dem entgegengesetzte Lebensweise führen und vor allem auf nüchternen Magen keineswegs stark anstrengende körperliche Arbeit verrichten. (Ges. Pfl. IV.)

Jedermann, der eingesehen hat, daß die Gesundheit das höchste Gut ist, muß vernünftigerweise nach eigener Einsicht sich bei Krankheitsfällen zu helfen wissen. (Ges. Pfl. IX.)

Von den Krankheiten der Jungfrauen (περὶ παρθενίων).

Die sich auf Frauenkrankheiten, Schwangerschaftspflege, Geburtshilfe und ähnliches beziehenden, ungemein umfangreichen Abschnitte der hippokratischen Schriften konnten hier aus naheliegenden Gründen nicht berücksichtigt werden. „Sie offenbaren eine überraschende Kenntnis von den Verrichtungen der weiblichen Geschlechtsorgane und durchaus naturgemäße Ansichten über weibliche Geschlechtsreife, die Empfängnis, die Mittel zu ihrer Beförderung und Verhinderung" (HAESER, Gesch. d. Med.). — Der hier mitgeteilte einzige Auszug aus dieser Schriftenreihe zeigt die Schärfe der hippokratischen Auffassung der hysterischen und psychotischen Zustände bei Frauen.

Mir scheint die ärztliche Forschung erst dort zu beginnen, wo der Versuch der Zusammenfassung des Ewigunwandelbaren einsetzt. Denn es ist nicht möglich, in das Wesen der Krankheiten einzudringen — was schließlich der letzte Sinn der Forschung ist —, wenn man nicht bis zu den Anfängen des nicht mehr Teilbaren in der Natur vordringt, aus dem ihr Wesen hervorgeht. — Ich wende mich zunächst der sogenannten „heiligen Krankheit" (Hysterie, Psychosen?) zu, bei der die Kranken das Bewußtsein verlieren und Gespenster zu erblicken glauben, die so furchtbar sind, daß sie wie irrsinnig werden und — bei Tag wie bei Nacht oder gar ohne Unterlaß — böse Geister vor sich zu sehen wähnen. Diese Wahngebilde haben schon manche Kranke — es sind vornehmlich Weiber — zum Selbstmord getrieben. Denn die Frauen sind in ihrem Gemüt furchtsamer und widerstandsloser als die Männer. Heiratsfähige Mädchen sind, wenn sie nicht heiraten, solchen Zuständen am meisten unterworfen, und zwar jeweils beim Eintreten der Regel, während sie bis dahin sie keineswegs hatten. Denn mit dem Beginn der Regel strömt das ganze Blut der Gebärmutter zu, um einen Abfluß nach außen zu finden. Ist aber der Muttermund nicht genügend geöffnet und fließt immer mehr Blut zur Gebärmutter hin — da ja auch die Nahrungsaufnahme und das Wachstum das ihre dazu beitragen —, so steigt infolgedessen das Blut, das keinen Ausweg nach außen findet, rasch und mächtig zum Herzen und zum Zwerchfell hinauf... Von beiden fließt es dann aber nur langsam wieder ab, infolge der schrägen Lagerung der Blutgefäße. Diese Organe sind aber insofern gefährlich, als sie Wahndelirien und maniakalische Erregungszustände auslösen können. Haben sich nun diese Körperteile mit Blut angefüllt, so stellt sich eine Überhitzung mit Schauern und Zittern ein. Man pflegt diesen Zustand „wanderndes Fieber" zu nennen. Ist es nun so weit, so kriegt das Weib, eben infolge jener Überhitzung, tobsuchtsähnliche Anfälle, hängt Mordgedanken nach, bekommt Angstzustände und entsetzliche Furcht vor der Dunkelheit, bis es schließlich durch jene Präkordialangst zum Selbstmord getrieben wird. Ihr Geist wird verdunkelt und umnachtet und nimmt schweren Schaden. Die Kranke redet fürchterliches Zeug zusammen. Die inneren Stimmen befehlen ihr, in den Brunnen zu springen und sich darin zu ertränken oder sich aufzuhängen, als ob dies das Schönste und Nützlichste auf der Welt wäre. Und ist sie frei von Wahngesichten, so empfindet sie doch Wollust bei dem Gedanken an den Tod, als wäre er etwas Gutes und Begehrenswertes... Ich kann solchen Mädchen nur dringend raten, sich schleunigst zu verheiraten, falls sie an solchen Zuständen leiden. Kommen sie in die Hoffnung, so werden sie wieder gesund. Sind sie aber nicht verheiratet, so werden sie mit dem Beginn der geschlechtlichen Reife oder kurze Zeit darauf doch von jenem Leiden heimgesucht, falls nicht eine andere Krankheit dazwischenkommt. Von den verheirateten Frauen sind es die Unfruchtbaren, die am meisten daran leiden.

Vom Zahnen der Säuglinge (περὶ ὀδοντοφυίης).

In dieser kurzen Schrift sind einige wertvolle Bausteine zum Aufbau der Pathologie des Säuglingsalters niedergelegt. Die hier zusammengestellten kurzgefaßten Lehrsprüche beleuchten hinreichend die große Erfahrung der Hippokratiker auch auf diesem Gebiete. „Hier findet sich eine Andeutung des Hydrocephalus acutus und die Schilderung einer unwidersprechlich als Diphtherie zu deutenden Krankheit" (HAESER, Gesch. d. Med.).

Säuglinge, die während des Zahnens sich oft und reichlich entleeren, sind weniger von Krämpfen heimgesucht als die hartleibigen. (Zahn. VI.)

Solche, die während des Zahnens eine fieberhafte Krankheit bekommen, haben nur selten Krämpfe. (Z. VII.)

Diejenigen dagegen, welche während des Zahnens bei gutem Ernährungszustand zur Schlafsucht neigen, schweben in ständiger Gefahr, Krämpfe zu bekommen. (Z. VIII.)

Bei gleichen Bedingungen kommen die zahnenden Säuglinge im Winter besser davon als im Sommer. (Z. IX.)

Nicht alle Säuglinge sterben an Krämpfen während des Zahnens; sehr viele kommen auch durch. (Z. X.)

Das mit Husten einhergehende Zahnen dauert ungewöhnlich lange. Und während des Zahndurchbruchs magern diese Kinder stark ab. (Z. XI.)

Wenn es beim Zahnen stürmisch zugeht, so ertragen die Säuglinge bei sorgfältiger Behandlung das Zahnen viel leichter. (Z. XII.)

Säuglinge, die, solange sie noch an der Brust trinken, schon etwas zu essen bekommen, werden leichter entwöhnt. (Z. XVI.)

Säuglinge mit vielen blutigen und schleimigen Stühlen verfallen beim Fieber in soporösen (schlafähnlichen) Zustand. (Z. XVII.)

Mandelentzündungen ohne Fieber sind den Säuglingen gefährlich. (Z. XVIII.)

Kleine Kinder, die während des Säugens Hustenanfälle bekommen, haben gewöhnlich ein zu großes Zäpfchen. (Z. XIX.)

Bei Verschwärungen der Mandeln ist das Vorhandensein von spinngewebsdünnen Auflagerungen etwas Böses. (Z. XXIV.)

Mandelverschwärungen, die sich nicht ausbreiten, sind von dem fünften oder sechsten Tage an ungefährlich. (Z. XXVII.)

Den Säuglingen, die nicht zunehmen, droht der langsame Schwund. Sie erholen sich auch schwer. (Z. XXVIII.)

Verschwärungen der Mandeln, die im Sommer auftreten, sind schlimmer als zu anderen Zeiten. Sie greifen schneller um sich. (Z. XXX.)

Die auf das Zäpfchen übergreifenden Verschwärungen verändern nach der Genesung gänzlich die Stimme des Kindes. (Z. XXXI.)

Verschwärungen, die sich gegen den Kehlkopf zu ausbreiten, sind gefährlich und verlaufen blitzschnell. Sie führen meistens die Erstickung herbei. (Z. XXXII.)

Von den Leiden (περὶ παθῶν).

Dieses Buch ist eine Art Kompendium der speziellen Pathologie und Therapie, wie die herangezogenen Stichproben zeigen. Großes Gewicht wird hier auf Krankenernährung gelegt, wobei sich Analogien mit unserer gegenwärtigen Lehre von den Vitaminen finden lassen könnten.

Jeder vernünftig denkende Mensch wird einsehen, daß, da der Güter höchstes die Gesundheit ist, er auch im Falle seiner eigenen Erkrankung nach eigener Überlegung sich zu helfen wissen muß, vor allem aber verständnisvoll das hinnehmen und auseinanderhalten soll, was ihm sein Arzt befiehlt und für sein körperliches Wohl verordnet. Diesem muß er also das von einem Laien zu erwartende Verständnis entgegenbringen... (Leid. I.)

Gleich im Beginn der Krankheit, ehe sie sich fest eingenistet hat, also solange die Kranken alles, was ihnen an Heilmitteln verordnet werden soll, noch gut ertragen können, muß genau überlegt werden, was alles der Kranke nötig haben wird. Hat man es im Anfang versäumt und verordnet man das, was an energisch wirkenden Heilmitteln notwendig ist, erst gegen das Ende, wo der kranke Körper schon geschwächt ist und zu versagen beginnt, so besteht die Gefahr, daß es dann eher einen Mißerfolg als einen Erfolg gibt. (L. III.)

... Was die Zahnschmerzen anlangt, so muß ein Zahn, der schon innen faulig und wacklig geworden ist, gezogen werden. Ist er es aber noch nicht und verursacht er nur Schmerzen, so muß er durch Brennen trockengelegt werden. Nützlich sind dabei auch schmerzbetäubende Kaumittel. Diese Schmerzen verdanken ihre Entstehung dem Entzündungsschleim, der unter die Zahnwurzeln gerät. Zerfressen und faul werden die Zähne nicht allein von diesem Schleim, sondern auch von kraftlosen Speisen oder davon, daß sie ausgehöhlt sind und von vornherein im Zahnfleisch locker sitzen. (L. IV.)

Wenn sich in der Nase ein Polyp bildet, der beim Atmen sich aufbläht, so daß der Nasenflügel nach der Seite abgedrängt wird, so wird der Polyp aus der Nase mittels einer Fadenschlinge durch den Mund gezogen, oder er kann auch mit Ätzmitteln ausgebrannt werden. Auch der Polyp entsteht durch Schleim. (L. V.)

Was wir bei Krankheiten Krisen nennen, sind plötzliche Steigerungen, plötzliches Nachlassen, plötzliches Umschlagen in eine andere Krankheit oder schließlich das Ende. (L. VIII.)

Wer an Phrenitis (Typhus?, biliöses Typhoid?, gelbes Fieber?) erkrankt, wird zu Beginn der Krankheit von unbestimmtem Fieber und von Schmerzen in der Gegend des Oberleibes — und zwar mehr rechts gegen die Leber zu — befallen. Nach vier oder fünf Tagen wird das Fieber heftiger, die Haut nimmt gelbliches Aussehen an und das Bewußtsein wird gestört ... Wein ist bei solchen Delirien keineswegs zuträglich, weder hier noch bei anderen mit Delirium einhergehenden Krankheiten. Es ist von Nutzen, bei solchen Zuständen reichliche Übergießungen des Kopfes mit lauem Wasser zu verordnen; indem der Körper dadurch erschlafft wird, kann der Schweiß besser ausbrechen, der Stuhl und der Harn geht besser und das Bewußtsein kehrt allmählich wieder. Die Krankheit kommt von der Galle her, wenn diese in Bewegung gesetzt und in den Eingeweiden und am Zwerchfell abgesetzt wird. Bei kürzerem Verlauf ist der siebente Tag der entscheidende, bei längerem dagegen ist es der elfte. Dabei kommen nicht viele durch. Die Phrenitis schlägt gern auch in Lungenentzündung um, — und da kommen die Kranken noch seltener mit dem Leben davon. (L. X.)

Wer an Kausus (Brennfieber, Nervenfieber?) erkrankt, hat hohes Fieber und maßlosen Durst. Die Zunge wird, wahrscheinlich vom heißen Atem, trocken und schwärzlich, die Haut nimmt gelbliche Farbe an. Die Ausleerungen sind gallenähnlich, der Kranke brennt innerlich bei abgekühlten Gliedern. Es empfiehlt sich hier, Kaltes innerlich zu verabreichen und äußerlich kühlende Umschläge auf den Leib aufzulegen; man hüte sich aber, Schüttelfröste zu veranlassen. Getränke und Krankensuppen verabreiche man so oft, in so kleinen Mengen und so kalt wie möglich. Man achte auf den Darm. Bei fehlender Entleerung gebe man einen Einlauf usw. (L. XII.)

Von allen Krankheiten sind es die akuten, die am häufigsten tödlich verlaufen und am meisten mit Schmerzen verbunden sind, so daß es ihnen gegenüber der größten Umsicht und der sorgfältigsten Pflege bedarf. Vor allem darf der behandelnde Arzt dem Kranken in nichts schaden, da die Krankheit schon von selbst genügend für den Schaden sorgt. Er soll vielmehr soviel wie möglich Gutes bewirken. Und behandelt der Arzt seinen Kranken richtig, so ist es nicht seine Unterlassung, wenn dieser doch der Wucht der Krankheit zum Opfer fällt. Nur bei falscher Behandlung oder im Falle des Nichterkennens der Natur des Leidens trifft ihn die Schuld. (L. XIII.)

Das Tertian- und Quartanfieber (Wechselfieber, Malaria) tritt vornehmlich im Sommer, seltener im Winter auf. (L. XVII.)

Bei richtiger Einsicht verfällt auch der Laie nicht so leicht in eine unheilbare Krankheit. Denn aus kleinen Ursachen entwickeln sich zu oft schwere und langwierige Krankheiten. (L. XXXIII.)

Die Schuppenflechte, die Juckflechte, die Krätze, der Lichen, die Vitiligo und der Haarschwund entstehen durch den Schleim. Diese sind aber weniger echte Krankheiten als häßliche Entstellungen. Sogar Erbgrind, Skropheln, Drüsenvereiterungen, Blutgeschwüre und Anthrax entstehen aus derselben Ursache. (L. XXXV.)

Besucht der Arzt zum erstenmal den Kranken, so hat er ihn zu fragen, welche Beschwerden er hat, aus welcher Ursache sie entstanden sind und seit wann sie bestehen, wie es sich mit seinem Stuhl verhält und welche Lebensweise er gewöhnt war zu führen. Zu allererst muß er den Kranken daraufhin ansehen, ob sein Leiden von der Galle oder vom Schleim oder von beiden kommt, da er doch weiß, daß es diese Ursachen haben muß. Dann untersuche er, was dem Kranken am meisten nottut — das Trockene oder das Feuchte — und welche Körperorgane des einen oder des anderen bedürfen. Dann hat er zu prüfen, welche Behandlung in diesem Falle am Platze sei, durch Brech-, durch Abführ- oder durch harntreibende Mittel; in welchem Stadium die Krankheit sich augenblicklich befinde, ob im Anwachsen oder im Abklingen, ob sie sich verteilt oder in eine andere Krankheit sich verwandelt. (L. XXXVII.)

... Bei frischen Wunden sind feuchte Umschläge mit Gerstenmehl, das mit Wasser und Wein angerührt ist, falls nichts anderes zum Umschlag vorhanden ist, ratsam, und zwar nur so weit und so lange, als sie selbst kälter sind als die Wunde; werden sie aber wärmer genommen, so schaden sie eher, als daß sie nützen. Fettige Mittel sind bei eitrig-entzündlichen Zuständen nicht zuträglich, und erst recht nicht bei verunreinigten und faulenden Wunden. Nur Kälte tut bei Entzündungen gut, bei Verunreinigung und Fauligwerden aber nur die scharfen und die leichtätzenden Sachen, da sie die Wunde reinigen. Will man aber das Wundfleisch stark wuchern lassen, so sind die Fette und die heißen Anwendungen eher zu gebrauchen, da unter ihnen das wilde Fleisch hervorsprießt. (L. XXXVIII.)

Als Krankensuppe verabreiche man allen Kranken Gerstenschleim oder Hirse, Mehl oder Graupen. Zum Abführen gebe man sie recht dünn, gut durchgekocht, eher süß als salzig, und gut angewärmt; hingegen, wenn sie der Kräftigung des genesenden Kranken dienen sollen, dann schon dicker, fetter und nicht gar verkocht. Als Krankengetränk zum Abführen und Harntreiben verwende man Süßwein oder eine Honigmischung, will man aber eher stopfen, dann herben, weißen, dünnen und mit Wasser versetzten Wein, und schließlich zur Kräftigung den starken herben Rotwein . . . (L. XL.)

. . . Man bereite für die Kranken nur solche Speisen und solche Zukost, die keine Blähungen, kein saures Aufstoßen, keine Leibschmerzen, keine heftige Entleerung und auch keine Verstopfung bewirken . . . Für die Gesundheit am zuträglichsten sind solche Speisen, welche, schon in ganz kleinen Mengen genommen, es vermögen, den Hunger und den Durst zu stillen . . . Zur Kräftigung der Genesenden aber sind solche Speisen am besten geeignet, die möglichst viel festes Fleisch ansetzen helfen, das Blut dicker machen, ausreichende Kotmengen bilden und am längsten ohne Widerwillen genossen werden können . . . (L. XLVII.)

Was das Fleisch anbelangt, so ist es gekocht wie gebraten wenig ausgiebig, wenn es auf Kräftigung ankommt . . ., während das rohe Fleisch dafür besonders geeignet ist. (L. L.)

Wer eine Entziehungskur durchmachen soll, darf zum Essen keine Getränke bekommen, — höchstens nach dem Essen, und zwar geraume Zeit danach. Auf diese Weise wird die feuchte Quellung der Körpergewebe trockener und der Mensch trocknet im ganzen aus (d. h. er verliert das Fett). Wenn man aber beim Essen trinkt, so wird die Nahrung stark durchfeuchtet und führt die Aufquellung des ganzen Menschen herbei . . . (L. LI.)

Ein mäßig warmes Bad macht den Körper geschmeidig und fördert die Gewichtszunahme . . . (L. LIII.)

Was die Gemüse anbelangt, so wirkt der gekochte wie der geröstete Knoblauch harntreibend, abführend und Periode fördernd. Auch die Zwiebel treibt den Harn . . . Petersilie (und Sellerie) wirkt gekocht wie roh stark harntreibend, und zwar wirkt die auf sumpfigem Boden wachsende am stärksten. (L. LIV.)

. . . Herbe Speisen trocknen aus, ziehen den Körper zusammen und rufen Verstopfung hervor. Scharfsaure Speisen machen dünner durch leicht ätzende Wirkung. Salzige Sachen sind gut für Stuhlgang und Harnabgang. Ölige, fette und süße Sachen erzeugen Schleim, aber sind kräftigend ... (L. LV.)

Wenn Honig zusammen mit anderen Speisen gegessen wird, so nährt er außerordentlich und verhilft zu gutem Aussehen; für sich allein genossen, zehrt er eher, als daß er nährt, da er übermäßig starken Kot- und Urinabgang bewirkt. (L. LVIII.)

Solche, die in ihren gesunden Tagen gern viel Brot gegessen haben, sollen auch, wenn sie krank werden, das Brot haben. Wenn einer zuviel gegessen und getrunken hat oder die übliche Menge des Genossenen nicht gut verdauen kann, so empfiehlt es sich, ihn sofort erbrechen zu lassen ... Wenn Speisen Blähungen, Sodbrennen, Säure, Vollsein und Schneiden verursachen, so wird man diese Beschwerden los, wenn man hinterher ungewässerten starken Wein trinkt. Denn der Körper wird durch den Wein warm gemacht und befreit sich um so leichter von jenen Dingen durch die Wärme ... Was die Speisen, Getränke und Beilagen anbelangt, so sind alle mit Ausnahme von Brot, Gerstenkuchen, Fleisch, Fisch, Wein und Wasser für das Wachstum, die Kräftigung und die Gesundheit von nur geringem, unwesentlichem Nutzen; dafür verursachen sie auch keinen wesentlichen Schaden. — Den Kranken, die kein kontinuierliches, sondern nur intermittierendes Fieber haben, gebe man ihr Essen, nachdem der Anfall schon vorbei ist, man achte aber nach Möglichkeit darauf, daß nicht nach der Mahlzeit sofort ein neuer Anfall kommt, ehe die Speisen ganz verdaut sind. — Wein und Honig könnten den Menschen ausgezeichnet bekommen, sofern man sie nur bei Gesunden wie bei Kranken jeweils nach ihrer Konstitution im richtigen Zeitpunkt und in richtigem Maße verabreichen würde. — Speisen, die einem Gesunden bekömmlich sind, sind oft, weil zu kräftig, für Krankenkost ungeeignet; sie dürfen erst den Kranken verabreicht werden, nachdem man ihnen die Schärfe genommen hat ... (L. LXI.)

Von den epidemischen Krankheiten I
(περὶ ἐπιδημιῶν το πρῶτον).

Aus den sieben Büchern über Epidemien, die zum Teil nur klinisch-kasuistische Beiträge enthalten, seien nur diese zwei Ausschnitte gebracht. Vom ersten Kapitel sagt H. E. SIGERIST (Antike Heilkunde): „Es ist ein herrliches Beispiel der Beobachtungsfähigkeit des Hippokratikers, dem es gelingt, das Krankheitsbild des Mumps zu erfassen" usw. — Einen hohen Wert hat der an zweiter Stelle hier mitgeteilte Ausspruch.

Auf Thasos herrschte anhaltend zur Herbstzeit oder genauer zur Zeit der Äquinoktien und der Plejaden mildes Wetter mit ergiebigen Regengüssen bei vorwiegend südlichen Winden. Danach kam ein geradezu südlicher Winter mit nur wenig Nordwind und von so großer Trockenheit, daß er im ganzen mehr dem Frühling glich. Das Frühjahr dagegen brachte kühle Südwinde und nur geringe Niederschläge. Im Sommer war der Himmel meist bewölkt, ohne Regenfälle, bei nur selten wehenden, schwachen, nur ab und zu einsetzenden Nordwestwinden.

Nachdem also die Witterung des Jahres im ganzen einen Zug ins Südlichwarme zeigte, mit ziemlicher Trockenheit der Luft, kam plötzlich zu Beginn des Frühjahrs ein dieser Witterung entgegengesetzter Umschlag ins Kalte. Da bekamen einige Brennfieber, aber in nur leichter Form. Einige bekamen dazu noch Blutungen aus der Nase, doch keiner von ihnen starb. Bei vielen entstanden Schwellungen der Ohrgegend, mitunter einseitig, meistens aber beiderseitig. Die Kranken blieben aber auf und waren fieberfrei. Nur wenige unter ihnen hatten etwas Hitze. Die Geschwülste gingen bald wieder zurück, ohne Folgen zu hinterlassen, vor allem ohne Vereiterung, wie es z. B. bei anderen Abszessen der Fall ist. Ihrer Beschaffenheit nach waren sie weich, hoch, ziemlich ausgedehnt, schmerzlos, aber ohne Zeichen der Entzündung. Bei allen bildeten sie sich spurlos zurück. Sie befielen nicht allein Kinder und Knaben, sondern auch Männer im blühenden Alter, und unter diesen namentlich solche, die auf dem Sportsplatz (Palaestra) und im „Gymnasium" viel verkehrten, während die Frauen nur wenig und selten erkrankten. Bei vielen war trockener Husten aufgetreten, der aber keinen Auswurf förderte, und die Stimme wurde rauh. Bald darauf — bei manchen auch später — brachen schmerzhafte, entzündliche Geschwülste an den Hoden aus, entweder einseitig oder beiderseitig. Die einen fieberten, die anderen nicht. Den meisten verursachte dies große Beschwerden. Im übrigen hatten die Einwohner, soweit es in der ärztlichen Ambulanz (Iatreion) festgestellt werden konnte, keine sonstigen Krankheiten. (Epid. I.)

... Man muß zuerst die Anamnese durchsprechen, dann den Befund aufnehmen und erst dann die Prognose stellen. Darin muß man sich entsprechend üben. Und auf zweierlei soll man sorgsam achten: erstens, daß man hilft, und zweitens, daß man nicht schadet. Die Heilkunst setzt dreierlei voraus: die Krankheit, den Kranken und den Arzt. Der Arzt ist nur der Diener der Heilkunst; es muß der Kranke an seiner Seite gegen die Krankheit kämpfen. (Epid. V.)

Von den Winden (περί φυσῶν).

In diesem sonst nicht sehr geschätzten Buche ist zweierlei bemerkenswert: 1. der therapeutische Grundsatz contraria contrariis; 2. der Hinweis auf die Aufnahme der Infektionskeime mit der eingeatmeten Luft.

... Der Arzt sieht Furchtbares und kommt mit dem Unangenehmsten in Berührung, zieht aber als Gewinn aus dem fremden Elend nur noch seinen eigenen Kummer, während der von ihm behandelte Kranke dank seiner Kunst die größten Übel, Leiden, Schmerzen und Kümmernisse los wird und gader Todesgefahr entrinnt: denn gegen alle diese Mißhelligkeiten bietet ihm die Heilkunst Hilfe an. Wenn es aber leicht fällt, die Vorzüge dieser Kunst zu würdigen, so ist es weniger leicht, ihre schwachen Seiten zu erkennen. Dies ist nur den Ärzten, nicht aber den Laien gegeben: denn das wird nicht mit dem leiblichen, sondern nur mit dem geistigen Auge geschaut. Für alle Gelegenheiten, wo man chirurgische Eingriffe braucht, kann man sich einüben, denn für die Hand ist die Übung und Gewöhnung die beste Schule. Über die verborgensten und schwierigsten inneren Krankheiten dagegen entscheidet mehr die Überlegung als der Handgriff. Hier ist der Erfahrene dem weniger Erfahrenen weit überlegen ...

Weiß man, wie die Krankheit entstanden ist, so ist man auch imstande, das, was dem kranken Körper zuträglich ist, anzuwenden, indem man die Heilmittel aus dem Gegenteile der Krankheitsursachen ableitet. Eine solche Behandlungsweise steht der Natur und der Naturwirkung am nächsten ... Mit einem Worte: das Entgegengesetzte ist das beste aller Heilmittel: denn man heilt, indem man etwas hinzusetzt oder entzieht, sei es Entziehung des Überschüssigen oder Hinzufügung des Fehlenden. Der es am besten versteht, ist auch der beste Arzt; wer dagegen von dieser Erkenntnis am weitesten abrückt, der wird seiner Kunst am schlechtesten dienen ... (W. I.)

Der wesentliche Kern aller Krankheiten ist immer derselbe; nur ihr Sitz im Körper ist verschieden. Wohl scheinen die Krankheiten infolge der Verschiedenheit und der Ungleichartigkeit ihres Sitzes auf den ersten Blick voneinander grundverschieden zu sein. Im Grunde genommen ist aber die Form und die Ursache der Krankheiten immer die gleiche ... (W. II.)

Der Menschen- und der Tierkörper bezieht seine Nahrung aus dreierlei Quellen, welche sind: Speise, Trank und Luft (Pneuma). Das, was außerhalb des Körpers nur Luft ist, wird im Körper selbst zum Pneuma ... (W. III.)

... Für die sterblichen Menschen ist die Luft die Quelle des Lebens und für die Kranken die Quelle des Krankseins ... Alle Körpertätigkeiten können die Menschen zeitweise unterdrücken, da das Leben in seinem ständigen Wechsel verschiedene Zustände kennt, aber eine Tätigkeit kann ein lebendes Wesen nicht unterdrücken: es muß ständig bald einatmen, bald wieder ausatmen. (W. IV.)

... Aller Wahrscheinlichkeit nach sind die Krankheitsursachen darin zu suchen, daß das Pneuma bald in Überfülle, bald in unzureichendem Maße, bald unter starkem Drucke, bald durch krankheitserregende Miasmen verunreinigt, in den Körper gelangt ... (W. V.)

Ich beginne mit dem Fieber, der allgemeinsten Krankheitsform. Denn das Fieber ist der Begleiter aller anderen schweren Krankheiten, besonders der entzündlichen. Dies zeigt z. B.

der Verlauf einer Verletzung, der auf dem Fuße die Schwellung
der zugehörigen Drüsen und das Fieber folgt ... Warum
befällt aber die Krankheit nicht alle Lebewesen, sondern nur
eine bestimmte einzelne Gattung unter ihnen? Nun, weil
ein Unterschied besteht zwischen einem Organismus und dem
anderen, zwischen einer Konstitution und der anderen, zwischen einer Ernährungsart und der anderen, — sage ich.
Denn nicht allen Tierarten ist etwas gleich angemessen oder
unangemessen. Das eine kann diesem Lebewesen zuträglich
oder schädlich sein, das andere jenem. Und ist die Luft
mit Krankheitskeimen verunreinigt, die nur der menschlichen
Natur verderblich sind, so erkranken nur die Menschen daran;
ist sie hingegen erfüllt mit Miasmen, die nur einer bestimmten
anderen Tiergattung schädlich sind, so erkrankt wiederum
nur diese. (W. VI.)

Es zeigt sich also, daß das Pneuma an allen Krankheiten
vorwiegend beteiligt ist; alle übrigen Anlässe sind nur von
mitwirkender und begleitender Art ... (W. XV.)

Von Luft, Wasser und Örtlichkeit
(περὶ ἀέρων, ὑδάτων, τόπων).

Diese interessante Schrift anthropologischen Inhaltes ist ein bemerkens-
werter Versuch, die Rasseneigentümlichkeiten der Menschen auf die
Einflüsse der Umwelt zurückzuführen. „Hier schildert HIPPOKRATES
selbst, wahrscheinlich nach eigener Kenntnisnahme, das Klima von
Griechenland und den Küstenländern des Schwarzen und Kaspischen
Meeres" (HAESER, Gesch. d. Med.).

Wer die ärztliche Kunst richtig und gründlich beschreiben
will, der merke sich, daß er den Einfluß einer jeden Jahreszeit
auf den Gesundheitszustand der Menschen zu berücksichtigen
hat. Denn die Jahreszeiten sind nicht allein in sich selbst,
sondern auch in ihren wechselseitigen Auswirkungen untereinander grundverschieden. Ferner merke er sich die in der
betreffenden Gegend vorherrschenden Windrichtungen und
ob die Winde kalt oder warm sind, mit den allgemein bekannten Luftströmungen übereinstimmen oder nur dieser
Gegend eigentümlich sind. Aber auch die Eigenart des Trink-
wassers muß er kennen, das nicht allein sehr verschieden im
Geschmack und in der Bekömmlichkeit ist, sondern auch in

seinen sonstigen Wirkungen auf den Menschen verschieden
sein kann. Folglich muß der Arzt, wenn er in eine Stadt
kommt, die ihm bis dahin unbekannt war, genau auf die
Lage achten bzw. auf das örtliche Verhalten der Luftströmungen und der Sonnenbelichtung, weil das örtliche
Klima verschieden sein kann, je nachdem die Stadt von der
Nord- oder Südseite, von der Ost- oder Westseite geschützt
ist. Ferner wird er sich auf das genaueste erkundigen müssen,
wie das dort benützte Trinkwasser beschaffen ist, ob es
sumpfig und weich oder hart ist, weil es von den Bergen
kommt oder aus den Felsen quillt, und somit einen größeren
oder geringeren Gehalt an Salzen hat. Er wird sich auch
den Boden genau daraufhin ansehen, ob er hier dürr und
wasserarm, dort bewaldet und wasserreich ist, ob die Stadt
in einer Talniederung liegt und heiße und schwüle Luft hat
oder auf einer Hochebene erbaut ist, so daß das Klima kalt
ist. Er wird auch die Lebensgewohnheiten, an die sich die
Einwohner halten, mit in Erwägung ziehen müssen, namentlich, ob sie gern nach dem Weinbecher greifen und sich mit
Vorliebe dem Wohlleben und dem Müßiggang ergeben oder
im Gegenteil arbeitsam sind, viel Sport treiben, mäßig im
Essen sind und nicht trinken. (V.)

... Und weiß er recht genau dies alles- — wenigstens in
der Hauptsache —, wenn er in eine ihm bis dahin unbekannte
Stadt kommt, so wird ihm kaum die Art der endemischen
Krankheiten, noch die körperliche Konstitution der Gesamt-
bevölkerung verborgen bleiben, so daß er bei der Behandlung
jener Krankheiten nicht in Verlegenheit zu kommen, noch
in die Fehler zu verfallen braucht, in die sicherlich derjenige
verfallen müßte, der nicht vorher alles genau ergründet hätte.
Über den weiteren Verlauf einer jeden einzelnen Jahreszeit
und des ganzen Jahres wird er aussagen können in bezug auf
endemische Krankheiten, die die Stadt im Sommer wie im
Winter heimsuchen werden, wie auch betreffs der Gefahren,
die jedem einzelnen aus der plötzlichen Änderung seiner
Lebensgewohnheiten erwachsen können. In der Tat weiß der,
der die Wechsel der Jahreszeiten und dessen Zusammenhang
mit dem Gang der Gestirne und mit dem, was drum und dran

ist, kennt, auch vorauszusagen, was für einen Jahrgang es geben wird ... Wenn aber einer meint, das gehöre gar nicht hierher, sondern in die Meteorologie, so kann er nach reiflicher Überlegung zur Überzeugung gelangen, daß die Astronomie nichts weniger als gleichgültig für die ärztliche Beurteilung sei; und daß im Gegenteil in Abhängigkeit von den Jahreszeiten die Verdauung des Menschen z. B. sich so oder so anders einstellt. (II.)

Was Asien und Europa anbelangt, so will ich zeigen, daß die beiden Erdteile in allem verschieden sind und daß ihre Völker, der Körperbeschaffenheit nach, sich so wesentlich voneinander unterscheiden, daß von einer Ähnlichkeit keine Rede sein kann ... Ich behaupte, daß Asien sowohl bezüglich der Beschaffenheit des ganzen Erdteiles wie auch bezüglich der Bodenschätze und der Bevölkerung unserem Europa weit voran ist, denn dort wächst alles schöner und üppiger als bei uns. Das Klima ist dortzulande milder und der Menschenschlag freundlicher und zahmer. Daran ist schuld die größere Ausgeglichenheit der Jahreszeiten, gleich fern von den Extremen der Hitze wie denen der Kälte. Was den Reichtum und die Güte der Naturerzeugnisse besonders begünstigt, ist eine Umgebung, in der nicht gewaltsame Erschütterungen, sondern allseitiges Gleichgewicht vorherrscht. Asien ist freilich nicht durchweg gleichartig. Dort aber, wo es weder zu heiß noch zu kalt ist, sind die Früchte am üppigsten, die Wälder am dichtesten, die Luft am klarsten und die Bewässerung, gleichviel ob durch Regen oder durch Quellen, am ergiebigsten ... Dort gedeiht das gut genährte Vieh hervorragend. Es vermehrt sich rasch und stark und wächst prächtig heran. Auch die Menschen sind dort wohlgenährt und fast ohne Ausnahme von schönem Aussehen und ausnehmend gewaltigem Wuchs. Ein solches Land ist wegen seiner ganzen Beschaffenheit und wegen der Milde seines Klimas am ehesten unserem Frühling zu vergleichen. Rauhe männliche Tapferkeit, Zähigkeit, Ausdauer in der Arbeit und leidenschaftliches Wesen kann sich inmitten einer solchen Natur weder bei den Einheimischen noch bei den Eingewanderten entwickeln, — es herrscht dort vielmehr die Genußfreude... Dort sind auch die Tiere reich an zahlreichen Unterarten. — So sieht es in Ägypten und Libyen aus. (XII.)

Ich übergehe die Volksstämme, die sich nur durch geringfügige Merkmale voneinander unterscheiden. Ich werde nur auf den Tatbestand bei wesentlicher Verschiedenheit der Körperbeschaffenheit und der Volkssitten ausführlicher eingehen. Zu allererst soll von Makrokephalen die Rede sein. Es gibt kaum einen zweiten Volksstamm, der eine ähnliche Kopfform hätte wie dieser. Anfänglich war es der Brauch, der diese lange Form des Schädels anstrebte; jetzt aber kommt auch die Natur dieser Sitte zu Hilfe. Und man hält dortzulande die Menschen mit den längsten Köpfen für die edelsten Rassenmenschen. Mit dem Brauche verhält es sich folgendermaßen. Sobald das Kind geboren worden ist, wird der Kopf in dem noch so zarten Körper, da er noch so weich ist, durch einen Handgriff seitlich abgeplattet und auf diese Weise gezwungen, in die Länge zu wachsen, indem er mit Binden und sonstigen Schienen festgelegt wird, die die runde Kopfgestalt in eine längliche verwandeln. Anfänglich arbeitete also die Sitte in dieser Richtung und bewirkte durch den gewaltsamen Druck auf den Schädel dessen Umgestaltung; im Laufe der Zeiten aber wurde diese Umgestaltung von der Natur übernommen, so daß der Brauch in Wegfall kommen konnte. Denn der Same (die Keimsubstanz) sammelt sich von überallher im Körper, — als gesunder Same von den gesunden Organen, als krankhafter Same von den krankhaften Teilen. Wenn von den Kahlköpfigen kahlköpfige, von den Blauäugigen blauäugige Kinder, von den schielenden Eltern schielende Kinder in die Welt gesetzt werden und bei anderen Verbildungen ein ähnliches Gesetz waltet, warum sollen da von langköpfigen Eltern nicht auch langköpfige Kinder erzeugt werden? Und dennoch kommen sie nicht mehr so ausgeprägt langköpfig wie früher auf die Welt: denn jener Brauch hat infolge der Vermischung mit anderen Stämmen zur Zeit an seiner Verbreitung sehr viel eingebüßt... (XIV.)

In Europa gibt es einen Skythenstamm, welcher um den Mäotischen See (Azowsches Meer) wohnt und sich von den

übrigen Stämmen erheblich unterscheidet; es sind die Sauro-
maten (Sarmaten). Die sarmatischen Weiber reiten, schießen
Pfeile ab, schleudern Wurfspeere und machen, solange sie
noch Jungfrauen sind, die Kriege mit. Sie werden nicht eher
entjungfert, bis sie mindestens drei Feinde erlegt haben, und
dulden keinen Beischlaf, bis sie die vom Gesetz vorgeschrie-
benen Opfer dargebracht haben. Diejenige, die sich einen
Mann auserkoren hat, verzichtet auf das Reiten, bis die
Notwendigkeit gelegentlich den ganzen Stamm zu den
Waffen ruft. Die rechte Brust fehlt ihnen gänzlich. In der
frühesten Kindheit schon legen ihnen ihre Mütter auf die
rechte Brust ein im Feuer bis zum Glühen erhitztes, eigens
dazu gemachtes kupfernes Instrument an, um die durch das
Brennen zerstörte Brust an weiterem Wachstum zu hindern.
Auf diese Weise geht die ganze Kraft und Fülle nicht in die
Brust, sondern in den rechten Arm und in die rechte Schulter.
(XVII.)

Dort, wo der Witterungswechsel in den Jahreszeiten besonders scharf in die Erscheinung tritt und diese selbst sehr
voneinander verschieden sind, wird man auch finden, daß
die Verschiedenheit der Gestalt, der Sitten und der Konstitutionen am stärksten ausgeprägt ist. Es sind Ursachen,
die die menschliche Natur am stärksten beeinflussen; in
zweiter Linie kommt die Bodenbeschaffenheit, denn aus dem
Boden bezieht der Mensch seine Nahrung. Dann kommt das
Wasser. Im allgemeinen kann man sagen, daß der Beschaffenheit der Umwelt auch die Gestaltung des Menschen in leib-
licher wie in geistiger Hinsicht entspricht. Überall, wo der
Boden fett und schwer, weich und gut bewässert ist und die
Wasserquellen nicht aus der Tiefe kommen, so daß sie im
Sommer warm und im Winter kalt sind, wo ferner die Jahreszeiten günstige Witterungsverhältnisse zeigen, da sind die
Menschen feist, nicht sonderlich gelenkig, aufgeschwemmt,
von schwerfälliger und geistloser Gebarung. Man findet bei
ihnen zumeist fahrige Zerstreutheit und Trägheit des Geistes.
Auch in Kunst und Handwerk zeigen sie sich plump und
unbeholfen, und Feinsinnigkeit und Scharfsinn geht ihnen
gänzlich ab. Wo das Land hingegen kahl, unwirtlich und rauh

ist, allerlei Unbill des kalten Winters ausgesetzt ist und im Sommer von der Sonnenglut ausgedörrt wird, da sieht man Menschen, die aus hartem, trockenem Holz geschnitzt sind, in den Gelenken fein gegliedert, nervig und stark behaart. Bei dieser Art von Menschen findet man Tatkraft, Scharfsinn, wachen Geist und damit in Verbindung starkes Selbstbewußtsein und Unabhängigkeitsgefühl. Sie neigen mehr zum unbändigen als zum sanften Wesen; in Kunst und Handwerk sind sie von großer Geschicklichkeit und Intelligenz, und im Kriegführen äußerst tüchtig. Kurz gesagt: alles, was auf einem Boden wächst und ißt, ist diesem Boden in allen Stücken angepaßt. Das gilt in demselben Maße auch für die schärfsten Gegensätze in der körperlichen wie in der geistigen Welt. Von dieser Grunderkenntnis muß man ausgehen, wenn man, ohne in Fehler zu verfallen, alles, was sich daraus ergibt, richtig einschätzen will. (XXXIII.)

Vom Gebrauche von Flüssigkeiten (περὶ χρήσιος ὑγρῶν).

Das Buch hat vorwiegend balneologischen und hydrotherapeutischen Inhalt.

Von den drei Wasserarten, Quell-, Salz- und Seewasser, eignet sich das Quellwasser am besten für die Verrichtungen des Arztes. Es greift die eisernen und kupfernen Geräte und Instrumente so gut wie gar nicht an und hat die weiteste Verbreitung bei der Zubereitung von Arzneien, die längere Zeit aufbewahrt werden sollen. Für seine Anwendung auf der Haut kommt bei der Beurteilung seiner Heilkraft nur der Umstand in Betracht, daß es die Haut anfeuchtet, erwärmt oder abkühlt, — sonst aber nichts. Wo es auf kleine Wasserverrichtungen ankommt, da genügt ein Schwamm. Diese Verwendungsart eignet sich am besten bei Augenleiden oder bei oberflächlichen Hautverletzungen. Das warme Wasser kommt bei Übergießungen und Packungen des Körpers — im ganzen wie im einzelnen, nach den Körperteilen — in Betracht, wobei die Härte der Haut erweicht, Gespanntheit gelockert wird, die zusammengezogenen Nerven (Sehnen?) entspannt, die mit Wasser angefüllten Gewebe entwässert werden und der Schweißausbruch bewirkt wird. Ferner ist es gut zum Anfeuchten und Durchspülen, z. B. für die Reinigung der Nasengänge, der Harnblase und der geblähten Därme. Es festigt außerdem die Muskulatur, macht die Haut zart, weich und weniger fettreich, verleiht ihr blühendes Aussehen und beseitigt ihre Unreinlichkeiten. Bei Schlaflosigkeit bewirkt es Schlaf, wenn es zu Kopf- und anderen Güssen verwendet wird. Es lindert Krämpfe und mildert den Starrkrampf, es betäubt heftige Ohrenschmerzen, Augenschmerzen und dergleichen ... Das Wasser darf aber nicht zu heiß genommen werden. Es darf kein Brennen verursachen. Am besten überläßt man die Beurteilung der Bekömmlichkeit in dieser Hinsicht dem Kranken selbst, ausgenommen die Fälle von vollständigem Verlust der Sprache, von Lähmung, von Bewußtlosigkeit, von Erfrierungen oder von außerordentlich schmerzhaften Verletzungen, bei denen die Haut gefühllos geworden ist. Denn man würde sie verbrühen, ohne es selbst zu merken. Dasselbe gilt auch für tiefe und schwerwiegende Gelenkverletzungen. Man hat schon gesehen, daß erfrorene Füße nach zu heißen Übergießungen abgefallen sind. Hier entscheidet nach eigenem Gefühl derjenige, der die Güsse verabreicht, und nicht der Kranke. Ebenso verhält es sich mit der Kälte. Heiß wie kalt zeigt bei geringen Graden nur schwache, bei hohen Graden dagegen heftige Wirkung. Man lasse nicht eher von der Wasseranwendung ab, bis die gewünschte Wirkung da ist, aber man halte sich vor der äußersten Wirkung zurück. Beides aber, heiß wie kalt, kann auch Schaden bringen. Das heiße Wasser schädigt solche, die es im Übermaß anwenden, insofern, als es bei ihnen Muskelerschlaffung, Nervenschwäche, Benommenheit des Kopfes, Blutungen und Ohnmachten erzeugt, lauter Dinge, die zum Tode führen können. (S. Aph. V, 16.) Das eiskalte Wasser hingegen bewirkt tonische Krämpfe, Starrkrampf, schwarzen Brand, Schüttelfröste. (S. Aph. V, 17.) Das rechte Maß ergibt sich also von selbst. Im übrigen sind die beiden genannten Mittel in gleicher Weise die Quelle der Lustgefühle und des Wohlbehagens bzw. der Unlust und des Unbehagens, je nach Art ihres Gebrauches. (Flüss. I.)

Das Baden in der See ist Kranken mit juckenden und beißenden Hautleiden nur zu empfehlen. Man bereite Bäder wie auch feuchte Packungen nur mit angewärmtem Seewasser und reibe die Überempfindlichen vorher mit etwas Fett ein. Für Verbrennungswunden, Hautabschürfungen und dergleichen ist das Seewasser weniger angebracht, dafür ist es zuträglich bei nicht verunreinigten einfachen Wunden, die dann rasch abschwellen. Man denke z. B. an die Fischerverwundungen, die niemals vereitern, solange man sie in Ruhe läßt ... Das Seewasser hält auch bei fressenden Hautgeschwüren ihre weitere Ausbreitung auf und bringt sie zum Stillstand, ähnlich wie das gewöhnliche Salz, die Salzlake und das Sodasalz. Bei ganz schwacher Anwendung reizen sie, bei ergiebigem Gebrauch setzt sich ihre heilsame Wirkung durch. Für die meisten Fälle ist das angewärmte Seewasser das beste. (Flüss. III.)

Auch der Essig reiht sich in seiner Wirkung auf die Haut und die Gelenke dem Salzwasser an, wenn es für Güsse und feuchtwarme Packungen verwendet wird. Er ist zu empfehlen bei frischen Verwundungen, bei Blutgefäßverstopfungen, z. B. wenn die Geschlechtsteile sich schwarz verfärben oder bei brennenden Schmerzen in den Ohren und in den Zähnen. In solchen und ähnlichen Fällen soll man ihn warm verwenden. Mit dem darin aufgelösten Salz ist er gut für Knötchenausschläge der Haut, für Schuppenflechte und weiße Hautverfärbungen. In der Glut der Sonne dickt er sich ein und übt eine nachhaltige heilsame Wirkung auf kranke und abbröckelnde Fingernägel aus. Er erweicht Warzen und schafft aus dem Gehörgang den Ohrenschmalz heraus. Er macht die Haut zärter und hätte auch noch mehr Verwendung gefunden, wenn er nicht durch seinen Geruch — besonders den Frauen — so lästig wäre. Bei Fußgicht ist er nicht anzuwenden, da er die Haut wund macht. Ähnliche Heilwirkungen hat auch die Essighefe. (Flüss. IV.)

Auch der Süßwein wirkt, mit Ausdauer angewendet, hinreichend gut bei vernachlässigten Wunden. Im übrigen ist er auch als Lösungsmittel für abführende Arzneien zu empfehlen. ... In allen den Fällen aber, wo es auf die zusammenziehende Wirkung ankommt, ist der herbe Rotwein am Platze ... (Flüss. V.)

Bei vielen — wenn auch nicht bei allen — Geschwüren, die eitrige Schmelzung eingehen, ist die Wärmeanwendung ein Verfahren, das am sichersten die Besserung herbeiführt. Sie macht die Haut weicher, dünner und schmerzloser und besänftigt das Frösteln, die Krampfanfälle und den Starrkrampf; bei Kopfleiden angewandt, beseitigt sie das Gefühl der Schwere. Besonders wertvoll ist sie bei Knochenbrüchen, wenn die Knochen zutage liegen, unter diesen aber am meisten bei allerlei Kopfverlertzungen und überall dort, wo unter der Kälteeinwirkung das Gewebe im Absterben oder im Verschwären begriffen ist; dann bei sonstigen Verletzungen jeder Art, bei Hautwunden, bei fressenden Flechten, bei Hautbrand, während des Krankenlagers und bei Ohren-, Gesäß- und Gebärmutterleiden ... (Flüss. VI.)

Von der Natur des Menschen (περὶ φύσιος ἀνθρώπου).

Hier wird die Vorstellung von den vier Grundqualitäten des Menschen ins Biologische übersetzt und die Krasenlehre aufgebaut. Wiederum taucht hier der Gedanke der „allopathischen" Therapie auf (contraria contrariis). Auch hier wird von der dem Menschen „eingepflanzten Wärme" gesprochen.

Die Philosophen sagen, daß das Seiende Eines sei und daß dieses Eine zugleich auch Alles sei; in der Bezeichnung des All-Einen stimmen sie aber durchaus nicht überein: Sagt ja doch einer, dieses Alles und Eines wäre die Luft, der zweite dagegen, es wäre das Feuer, der dritte, daß es das Wasser, der vierte, daß es die Erde sei, und jeder sucht seine Ansicht mit Zeugenaussagen und Beweisen zu belegen, die aber im Grunde nichts beweisen. (N. d. M. I.)

Und die Ärzte? — Einige von ihnen sagen, der Mensch sei Blut, die anderen, er sei Galle, wieder andere, er sei Schleim. Also auch Ärzte verfolgen ähnlichen Gedankengang wie die Philosophen, indem sie behaupten, daß es im Grunde nur einen Stoff gibt, den jeder von ihnen nach Belieben benennt, und daß dieses Eine stets seine Form und seine Eigenschaften wechsle, und zwar unter dem Einfluß von Warm und Kalt ... Ich aber behaupte folgendes: Wäre der Mensch wirklich einfache Einheit, so könnte er nie in Krankheit verfallen, denn es gäbe dann keinen Krankheits-

grund, wenn er nur aus einem und demselben bestünde;
und gesetztenfalls es wäre so, so müßte es dann auch nur
ein einziges einfaches Heilmittel geben. Heilmittel gibt es
aber bekanntlich viele. Folglich muß der Körper aus vielen
Grundstoffen bestehen, die eben, wenn sie wechselweise über-
hitzt oder abgekühlt, trocken oder feucht werden — in einem
Ausmaße, welches dem natürlichen Geschehen widerspricht —,
dadurch auch verschiedene Krankheiten verursachen. Daher
kommt es, daß, wie es viele Krankheitsformen gibt, so auch
viele Behandlungsweisen und Heilmittel für diese . . .

. . . Folglich muß auch der Mensch mit Naturnotwendigkeit
nicht Eines sein, sondern es muß jeder Bestandteil von denen,
die bei der Menschenzeugung mitwirkten, im menschlichen
Körper sein Wesen und seine Wirkung beibehalten haben;
und notwendigerweise muß nach der Auflösung des Körpers
jeder dieser Bestandteile wiederum zu seinem, ihm inne-
wohnenden Seinswesen zurückkehren: das Trockene zum
Trockenen, das Feuchte zum Feuchten, das Warme zum
Warmen, das Kalte zum Kalten . . .

Denn für die Natur der Tiere gilt dasselbe Gesetz wie für
die übrige Natur. Alles geht auf gleiche Weise zugrunde, wie
es auf gleiche Weise entsteht . . . (N. d. M. III.)

Der Mensch hat in sich gleichzeitig Blut, Schleim und
Galle, gelbe wie die schwarze. Sie bauen seinen Körper auf,
und durch sie wird er krank und gesund. Der Mensch ist auf
der Höhe seiner Gesundheit, solange diese verschiedenen Säfte
im angemessenen, richtigen Verhältnis der Mischung, der
Wirkung und der Menge zueinander stehen, und solange ihr
Gemisch am vollkommensten ist; er wird aber krank, sobald
einer von jenen Säften in viel zu geringem oder viel zu großem
Ausmaß vertreten ist oder wenn er sich von den anderen
absondert und dadurch die richtige Mischung aller Säfte
stört. Sondert sich einer von jenen Grundsäften von den
anderen ab und verliert den Zusammenhang mit ihnen, so
muß notwendigerweise nicht nur der Körperteil leiden, den
er verlassen hat, sondern auch jeder andere Teil, in den er
sich ergießt und der somit durch übermäßige Anschoppung
von Schmerzen und Beschwerden heimgesucht wird. Und

wenn einer dieser Grundstoffe in größerer Menge aus dem Körper fließt als es seiner Überfülle entspricht, so bereitet auch diese Entleerung dem Menschen Beschwerde. Entleert sich aber dieser Stoff nicht nach außen, sondern ins Innere des Körpers, entsteht also mit anderen Worten eine sogenannte Metastase, d. h. eine gänzliche Trennung von den übrigen Säften, so besteht auf Grund des Erörterten Veranlassung zu verdoppelten Schmerzen, erstens in dem Teil, den der Stoff verlassen, und dann, wo er sich gestaut hat. (N. d. M. IV.)

Man merke sich, daß Krankheitszustände, die durch Überfüllung entstehen, nur durch Ausleerung geheilt werden können, ferner, daß die durch Ausleerung entstandenen nur durch Anfüllung, die durch Überanstrengungen veranlaßten nur durch Ruheablösung, die durch Müßiggang bewirkten nur durch anstrengende Arbeit wieder gut werden können. Es ist somit die Aufgabe des Arztes, mit richtigem Verständnis für die konstitutionellen Ursachen, die Jahreszeiten und das Lebensalter, die Krankheitszustände zu bekämpfen; das, was sich im kranken Körper überspannt hat, geschickt zu lockern und das, was sich dort gelockert hat, wieder in Spannung zu versetzen. Nur auf diese Weise kann sich das kranke Glied erholen, was schließlich der Zweck jeder Behandlung ist ...

... Die Krankheiten entstehen aber auch teilweise durch Lebensgewohnheiten, teilweise auch durch das Pneuma, das wir, um leben zu können, atmend in uns aufnehmen ... Wenn Menschen in großen Haufen und zur selben Zeit von einer und derselben Krankheit befallen werden, so müssen wir derjenigen Ursache die Schuld beimessen, die im weitesten Sinne bei uns allen in Frage kommt. Was aber von uns allen ohne Ausnahme aufgenommen wird, ist eben die eingeatmete Luft, das Pneuma ... Zu einer Zeit also, in der eine Krankheit volksseuchenartig herrscht, kann keine Rede davon sein, daß sie ihre Entstehung der Lebensweise jedes einzelnen Kranken verdankt. Nein, solche Epidemie wird bewirkt durch das Einatmen der verdorbenen Luft, die etwas Krankheiterregendes in sich enthalten muß ... (N. d. M. IX.)

Man sollte nicht übersehen, daß der Mensch am ersten Tage seines Lebens den meisten Vorrat an eingepflanzter

Wärme in sich hat, am letzten dagegen den geringsten. Es kann nicht anders sein: denn der Körper, der wächst und der sich mit Macht entwickelt, muß doch warm sein. Erst mit dem Beginn des Verfalles, auf der abschüssigen Bahn des langsamen Hinfälligwerdens, wird er immer kälter und kälter. Diesem Gesetze folgend, braucht der Mensch vom Anfang seiner Tage an, entsprechend seinem stärkeren Wachstum, auch entsprechend mehr Wärme und am Ende seines Daseins, je mehr er sich dem Grabe nähert, um so weniger Wärme ... (N. d. M. XII.)

Bei den Leiden, die sich in einer kurzen Spanne Zeit entwickelt haben und deren Ursachen sich leicht übersehen lassen, ist es am wenigsten schwierig, den Ausgang vorauszusagen. Die Heilung ist auch leicht zu bewerkstelligen, indem man das der Entstehungsursache Entgegengesetzte als Heilmittel nimmt. Auf diese Weise löst sich das, was die Krankheit im Körper verursacht hat. (N. d. M. XIII.)

Vom Samen (περὶ γονῆς).

Man könnte, wenn man wollte, in diesem Kapitel eine gewisse Analogie mit der DARWINschen „Pangenesis"-Theorie und auch mit der FLIESS-WEININGER-HIRSCHFELDschen Vorstellung von dem Nebeneinandersein von M. (männlich) und W. (weiblich) in jedem — männlichen wie weiblichen — Organismus erblicken. Ähnliche Gedankengänge finden sich auch bei SCHOPENHAUER. (Vgl. „Diät" XXVIII.)

Alles verläuft gesetzmäßig. Der Same des Mannes kommt aus der Gesamtheit aller im Körper kreisenden Säfte, indem diese das Kraftvollste, das in ihnen ist, aussondern. Ein Beweis dafür, daß das Kraftvollste ausgeschieden wird, ist unsere Ermattung nach dem Beischlaf, trotzdem doch so wenig Stoff nach außen ergossen wird ... (S. I.)

Vom Samen behaupte ich, daß er vom gesamten Körper, namentlich von dessen festen, wie von seinen weichen Geweben, wie auch von den im gesamten Organismus kreisenden Säften abgesondert wird. (S. III.)

Bei den Frauen aber, so behaupte ich, setzt sich beim Beischlaf in den sich reibenden Schamteilen und in der sich bewegenden Gebärmutter eine Art wollüstiger Kitzel fest, der dem ganzen Weibe Lust- und Wärmegefühl bereitet.

Auch das Weib ergießt aus dem Innersten ihre Feuchtigkeit zunächst in die Gebärmutter hinein, die dann überschwemmt wird, und auch nach außen, falls der Muttermund weiter geöffnet ist, **als es** sich in diesem Falle gehört. Das Wollustgefühl des Weibes hält an während des ganzen Aktes, von dessen Anfang bis zum Samenerguß des Mannes. Und ist ihre Erregung beim Beischlaf sehr groß, so erfolgt ihr Erguß schon vor dem des Mannes, was ihre Lust zu früh beendet. Wenn aber diese verfrühte Erregung nicht gleich kommt, so hat sie ihre Lustempfindung so lange, bis der Mann fertig wird. Es ist wie beim Wasserkochen, wenn in das siedende Wasser kaltes Wasser geschüttet wird, so daß es plötzlich aufhört zu kochen. So wird auch die Hitze und die Wollust des Weibes durch den in die Gebärmutter ergossenen Mannessamen wie gelöscht. Die Samenejakulation bringt die Wollust und das Hitzegefühl beim Weibe gewissermaßen zur Explosion, und dann ist alles aus … Beim Beischlaf hat das Weib keine so durchdringende Lust wie der Mann, dafür aber eine um so anhaltendere … Wenn die Frauen geschlechtlich verkehren, so fühlen sie sich wohler; wenn nicht, so sind sie weniger gesund … (S. IV.)

Nach dem Beischlaf fließt die Samenflüssigkeit, wenn die Frau sie nicht bei sich behält, in der Regel bald nach außen fort. Soll sie aber empfangen, so fließt der Same nicht mehr heraus, sondern verbleibt in der Gebärmutter, die ihn dann nach seiner Aufnahme in sich einschließt und ihn in ihrem Innern festhält, wo die beiden Samenflüssigkeiten — die männliche und die weibliche — sich gleichzeitig miteinander vermischen. Hat die Frau schon wiederholt geboren, so merkt sie, wann der Same nicht herausfließt, sondern darin bleibt, und kann so den Tag ihrer Empfängnis bestimmen. (S. V.)

Auch folgendes ist zu beachten. Der von der Frau ergossene Same kann stärker, er kann aber auch schwächer sein, genau so wie es auch beim Manne der Fall ist. Und es hat der Mann auch einen weiblichen Teil in seinem männlichen Sperma, ebenso wie das Weib umgekehrt auch einen männlichen Teil hat. Der männliche ist stärker als der weibliche. Der stärkere bestimmt aber notwendigerweise das Geschlecht des Kindes. Es verhält sich nämlich so: Wenn von beiden Seiten der stärkere, d. h. der männliche Same herbeiströmt, wird ein Knabe gezeugt. Diejenige Art des Samens, die der Menge nach im Gemisch vorherrscht, zeugt das entsprechende Geschlechtsprodukt ... (S. VI.)

Bestimmte Tatsachen lehren, daß Männer wie Frauen zu gleicher Zeit den männlichen und den weiblichen Samen in sich beherbergen. Manche Frau hat ihrem Mann ein Mädchen geboren, die von einem anderen Mann Knaben hatte, genau so wie die Männer, die, wenn sie eine Frau beschliefen, Knaben, mit anderen Frauen dagegen Mädchen zeugten ... Es geht nicht immer von demselben Manne nur starker männlicher und auch nicht ständig nur schwacher, weiblicher Same ab; es ist einmal so, einmal auch anders. Mit dem Weibe ist die gleiche Sache. Man braucht sich daher nicht zu wundern, daß dieselben Frauen und dieselben Männer sowohl männliche wie weibliche Nachkommen gebären bzw. zeugen. (S. VII.)

Der Same wird beim Manne wie beim Weibe vom ganzen Körper abgesondert. Die kraftvollsten Teile liefern den starken männlichen, die schwächsten dagegen den schwachen weiblichen. Das Kind bekommt notwendigerweise den entsprechenden Anteil davon. Je nachdem, wie einzelne männliche Körperbestandteile oder entsprechende weibliche Keime in dem Samen verteilt sind, gleicht dies Kind nach dieser Richtung mehr dem Vater, jenes nach jener Richtung mehr der Mutter. Es kommt kaum vor, daß das Kind in allem der Mutter und in nichts dem Vater ähnlich ist oder umgekehrt, daß es in keiner Beziehung weder dem Vater noch der Mutter gleicht; es muß vielmehr von beiden etwas herübergenommen haben, weil beide von ihrem Körper durch ihren Samen dem Kinde etwas aufgeprägt haben. Je nach dem Mengenverhältnis ihrer aus den stärkeren oder schwächeren Körperbestandteilen stammenden verschiedengeschlechtlichen Keime wird die Ähnlichkeit festgelegt, so daß eine Tochter

mehr dem Vater und ein Sohn mehr der Mutter gleicht ...
(S. VIII.)

Verkrüppelte Eltern zeugen sehr oft ganz gesunde Kinder:
denn im Grunde hat jedes verkrüppelte Glied der Zusammen-
setzung nach alles, was auch ein gesundes hat. Wird aber
der verkrüppelte Erzeuger krank und ist an den Säften, die
gerade den Samen liefern, etwas nicht in Ordnung, so liefern
die vier Grundstoffe, welche die Natur des Menschen aus-
machen, keinen vollkommenen Samen, sondern, dem verkrüppelten Körperteile entsprechend, einen minderwertigen,
und da braucht man sich nicht zu wundern, wenn auch das
Kind genau so verkrüppelt ist wie die verkrüppelten Eltern ...
(S. XI.)

Von der Nahrung (περὶ τροφῆς).

In diesem dunklen Teil der hippokratischen Sammlung, dessen Über-
schrift sich nur annähernd mit seinem tiefgründigen Inhalt deckt,
finden sich Anklänge an philosophische Vorstellungen des HERAKLIT.

Wie die Einheit sich zur Vielheit verhält, so verhält sich
die Gesamternährung zu der Art der Nahrungsmittel. Ein
Ganzes ist die Ernährung, eine Vielheit sind die Nahrungs-
stoffe, je nach ihrem Gehalt an Feuchtem und Trockenem,
je nach ihrer Form, ihrer Menge und ihrer Zweckmäßigkeit
im einzelnen. (Nahr. I.)

Die Nahrung bewirkt die Zunahme des Körpers, seine
Kräftigung, die Festigung seiner Muskulatur, den Aufbau
und den Abbau der Gewebe, je nach deren Beschaffenheit
und ihrer ursprünglichen Bestimmung. (Nahr. II.)

Die Nahrungskräfte verteilen sich bis in die Knochen und
alle übrigen Körperteile, wie Nervenstränge (Sehnen?), Venen,
Arterien, Muskeln, Membranen, Fleischmassen, Fett, Blut,
Schleim, Knochenmark, Rückenmark, Gehirn und Ein-
geweide mitsamt allen ihren Teilen; sie gelangen sogar zum
Sitz der Wärme, des Atems und der Feuchtigkeit. (Nahr. VII.)

Der Anfang aller Dinge ist Eins, das Ende aller Dinge ist
Eins und der Anfang und das Ende sind im Grunde Eins und
dasselbe. (Nahr. IX.)

Die Körpersäfte sind sehr verschieden wie dem Aussehen nach, so auch der Wirkung nach, je nachdem, ob sie augenblicklich schädlich oder nützlich, oder weder schädlich noch nützlich, oder schließlich je nach ihrer Menge, ihrem Überfluß oder Mangel oder ihrer Kombination mit dem einen oder dem anderen. (Nahr. XI.)

Die Nahrungskräfte sind verschieden je nach der Individualität. (Nahr. XIII.)

Die Natur genügt sich selbst in allen Lagen und in jeglicher Hinsicht. (Nahr. XV.)

Geschwüre, Hautschorfe, Blutungen, Eiterungen, Schuppenflechte, Hautabschilferungen, Kopfgrind, Knötchenausschläge, Vitiligo, Sommersprossen, können je nach Lage des Falles für den Allgemeinzustand schädlich oder auch nützlich oder gar ganz indifferent sein. (Nahr. XX.)

Bei der Nahrung kommt alles auf den Nutzerfolg an. Manches, was als nahrhaft angesehen wird, ergibt in manchen Fällen diesen Nutzeffekt nicht, und umgekehrt (entscheidend ist also weniger die Theorie als die Praxis). (Nahr. XXI.)

Die Nahrungssäfte kreisen im Organismus derart, daß sie zuerst bis in die Haar- und Nagelspitzen und bis zu seiner äußersten Oberfläche vordringen und von dort aus wieder zu den innersten Organen zurückströmen. (Nahr. XXII.)

Alles im Organismus ist ein einziges Zusammenströmen, ein einziges Verbundensein, ein einziges harmonisches Zusammenwirken. Alles ist gerichtet auf die Ganzheit, jedes Teilchen im einzelnen auf das andere abgestimmt, — alles ist zum gemeinsamen Wirken da. (Nahr. XXIII.)

Im Kreise bewegt sich alles vom anfänglich großen bis zum winzigsten Endteilchen und vom winzigsten Endteilchen zum anfänglich Großen zurück. Die eine Natur beherrscht das Sein und das Nichtsein der Dinge. (Nahr. XXIV.)

Es ist keine leichte Aufgabe, die Nahrung in Mengen zu verabreichen, die im richtigen Verhältnis zu ihrer Nährkraft stehen. (Nahr. XXXV.)

Was noch nicht lebt, erwacht zum Leben; was schon lebt, zeugt das Leben; was nur ein Organ des lebenden Organismus ist, gewinnt Leben. (Nahr. XXXVIII.)

Die Konstitution ist nur einmal da; sie kann nicht umlernen oder sich ändern. (Nahr. XXXIX.)

Aus dem apokryphen Brief an die Abderiten.
(ἐπιστολαί XI).

Wenn auch vielleicht „unecht", könnte der folgende Satz, der Gesinnung nach, wohl von HIPPOKRATES sein. Er möge daher dieser Blütenlese seiner Gedanken beschließen.

Jämmerlich gestaltet sich das menschliche Leben, wenn eine unerträgliche Gier nach dem Gelde es wie ein eisiger Windhauch durchzieht. Gäbe der Himmel, daß alle Ärzte ohne Ausnahme sich zusammenschließen möchten, um diese Krankheit zu heilen, die schlimmer ist als irgendein Irrwahn. Nicht genug, daß diese Krankheit schon soviel Böses geschafft hat, wird sie von den Menschen noch gepriesen, als ob sie fürwahr etwas Beglückendes wäre ...

Nachwort.

Wie das Vorwort zu dieser Auswahl hippokratischer Sentenzen hervorhebt, lag es nicht in der Absicht des Herausgebers, über HIPPOKRATES zu schreiben. Es sollte in diesem Buche HIPPOKRATES selbst zu Worte kommen. Nachdem er aber gesprochen hat, erscheint es nicht ganz unangebracht, — da das Buch nicht allein für Mediziner, sondern auch für Laien bestimmt ist, die von HIPPOKRATES nur wenig wissen —, mit einigen Worten auf die Schule von Kos, für die der Name HIPPOKRATES ein zusammenfassendes Symbol geworden ist, einzugehen.

Über die persönlichen Schicksale des HIPPOKRATES wissen wir so gut wie gar nichts. Die wichtigsten biographischen Belege sind zweifellos verloren gegangen. Das Geschlecht des HIPPOKRATES soll seine Herkunft durch so und so viele Generationen vom Gotte Asklepios (Äskulap) abgeleitet haben. Er war der führende Asklepiade, dem die hellenische und römische Welt sehr bald den Ehrentitel „der Große" beigelegt hatte. Als prominentester Vertreter der erhabenen Asklepiadengemeinschaft, die ohne priesterliche Weihe eine Art Orden für Eingeweihte bildete, begründete er in Kos, einer Insel in der Nähe der kleinasiatischen Küste, wo er geboren wurde, nach Art der ärztlichen Schulen von Kyrene, Kroton und Knidos, eine Art Akademie, deren Glanz sehr bald die anderen überstrahlte. Daß er keine mythische Persönlichkeit ist, sondern tatsächlich gelebt — und zwar wahrscheinlich von 460 bis 375 v. Chr. —, an verschiedenen Orten als Arzt erfolgreich gewirkt und zahlreiche Bücher über die Heilkunst geschrieben hat, das steht fest: denn in den Gesprächen PLATONS — Protagoras und Phaedrus — wird seiner gedacht. Das ist aber auch so ziemlich alles, was uns über ihn über liefert wurde. Sichere biographische Daten fehlen uns gänzlich. Ob er 429 v. Chr. in Athen die Pest bekämpfte, ist mindestens zweifelhaft.

Seine Schriften sowohl wie die Schriften seiner Schüler, der Hippokratiker, tauchen erst nach einer dunklen Zeit von mehreren Jahrhunderten, zur Zeit der Gründung der alexandrinischen Bibliotheken wieder auf. Das verlorengegangene Buch des MENON — wäre es auf uns gekommen — hätte vielleicht jene dunkle Zeit, aus der uns alle hippokratischen Bücher fehlen, überbrücken können, wäre es uns im ganzen überliefert worden. Aber nur einige wenige Bruchstücke davon sind erst in der neuesten Zeit auf einem aus einem altägyptischen Grab stammenden Papyrus gefunden worden, der jetzt in London aufbewahrt wird.

In Alexandrien, in Hellas und in Rom beginnt in der ersten Zeit unserer Ära eine regsame Tätigkeit der Kommentatoren der hippokratischen Schriften, unter denen GALENUS und HEROPHILOS zu nennen sind. Diese Schriften werden zu einem großen Sammelwerk, dem Corpus hippokraticum, zusammengeschlossen. Durch mangelhaftes Wissen, den Unverstand, die Willkür und den falschen Ehrgeiz mancher Abschreiber und Kommentatoren müssen sich viele Fehler und Entstellungen in dieses Werk eingeschlichen haben. Auch wurden den verschiedenen Büchern des Corpus hippokraticum Titel angehängt, die sich entweder gar nicht oder nur locker mit deren Inhalt decken. Die spätere Kritik, die sich über einen Zeitraum von nahezu zwei Jahrtausenden erstreckt, hat trotz eingehender philologischer und sonstiger Forschungen nicht mit Sicherheit feststellen können, welche von diesen Büchern dem Meister selbst und welche seinen Schülern und Nachkommen zuzuschreiben sind. Im ganzen enthält jene Sammlung an die siebzig verschiedene Schriften. Doch kommt es für die Würdigung des ganzen Werkes weniger auf die „Echtheit" seiner Einzelbestandteile an. Über dem ganzen webt und schwebt der Geist des großen Meisters und seiner Schule, und dies allein ist entscheidend!

Frägt man nach den Quellen der hippokratischen Lehren, so ergeben sich vier Gebiete, aus denen jene geflossen sind.

Das erste umfaßt das vorausgegangene und das zeitgenössische ärztliche Wissen, über dessen Umfang uns nichts

Sicheres bekannt ist, das aber für jene frühe Zeit recht ergiebig gewesen sein muß. Vieles davon wurde sicherlich aus den ägyptischen Quellen geschöpft.

Das zweite wurzelt in der damaligen Priestermedizin, die auf dem Umwege über Babylon und Ägypten den Weg nach dem Hellas gefunden hatte und hier, in den Heiligtümern von Epidaurus und von anderen Orten, zu einer gewissen Blüte gelangt ist. Dort wurde auch mit Suggestion gearbeitet (Tempelschlaf). Die Benennung der Hysterie und Epilepsie als „heilige Krankheit" bei Hippokrates erinnert vielleicht noch daran.

Das dritte war der lebendige Strom der vorausgegangenen und zeitgenössischen Naturphilosophie der Hellenen. Eine Reihe der im Text herangezogenen Stellen erkenntnistheoretischen, kosmisch-biologischen und auch ethischen Inhaltes berührt sich mehrfach mit den Lehrsätzen eines Anaxagoras, Parmenides, Pythagoras, Empedokles, Heraklit und Demokrit. Der sachverständige Leser wird diese Berührungspunkte auch beachtet haben.

Das vierte waren die scharfsinnigen Beobachtungen, die die Hippokratiker zunächst an den Gesunden anstellten, und die Erfahrungen, die sie bei ihrer engen Berührung mit den „Gymnasien" sammelten, wo sie in vielfachem Verkehr mit den „Sportsleuten" von damals — den Gymnasten, Athleten, Turnern und Ringkämpfern — die natürlichen, d. h. physiologischen Bedingungen studieren konnten, die maßgebend sind für das Wachstum und die normale Entwicklung des Menschen, je nach der Konstitution des einzelnen und unter diesen oder jenen Lebensgewohnheiten (Diätetik). Dort lernten sie alles, was in das Gebiet der Ernährung und deren richtiger Art und Bemessung, des Training, des Schlafes und der Muskeltätigkeit gehört. Dort stellten sie die Richtlinien für die ganze persönliche Hygiene und die Gesundheitslehre im weitesten Sinne auf. Diese Hygiene mit dem Ideal eines gesunden und harmonischen Menschen im Hintergrund war aber für die Griechen auch die notwendige Voraussetzung der sittlichen Vollkommenheit (καλοκαγαθιά).

Letztens — und dies ist der ewige Ruhm des Hippokrates und seiner Schule — entwickelten die Hippokratiker die ärztliche Kunst zu einer bis dahin unbekannten Höhe durch eine geradezu geniale Erfassung des Begriffes der Krankheit und des kranken Menschen. Wenn man bedenkt, wie dürftig die technischen Hilfsmittel des hippokratischen Arztes, abgesehen von einigen bis zu einer gewissen Vollkommenheit gelangten chirurgischen Instrumenten, im Vergleich mit den einem modernen Arzte zur Verfügung stehenden Untersuchungsmethoden, gewesen sind, so muß man staunen, wie hoch in Ermangelung dieser, die fünf Sinne und der sie alle krönende Scharfsinn des Hippokratikers entwickelt waren, um sich Krankengeschichten, Diagnosen und Prognosen, wie sie im Corpus hippokraticum niedergelegt sind, leisten zu können. Die im Text enthaltenen Stichproben jenes Scharfsinnes sind überzeugend genug. Es war nicht allein die Beobachtung, es war auch das tiefe Schauen, das mitunter an geniale Intuition grenzte, was jene Meister am Krankenbette auszeichnete. Es war damals, im Gegensatz zu unserem gegenwärtigen therapeutischen Denken und Handeln, dieses Schauen des Diagnostikers und des Prognostikers weniger auf das Organ gerichtet — denn die anatomische Kenntnis der Organe lag noch sehr im argen —, als auf den Kranken selbst, als Ganzheit, als Organismus, als etwas Unteilbares, dem auch die ihm allein zukommende Konstitution innewohnt, von der auch die hippokratische Vorhersage des Verlaufes und des Endes in den meisten Fällen abhing. Es kam dem hippokratischen Arzte weniger darauf an, die einzelnen Krankheitsgruppen nach ihrer Organlokalisation und dergleichen auszusondern und sie dementsprechend zu benennen, als die verschiedenen Reaktionsweisen der verschiedenen Menschen in ihrer schillernden Buntheit der Konstitutionen, also die verschiedenen Reaktionsweisen auf eine und dieselbe Krankheitsursache, zu ergründen. Denn Kranksein hieß für Hippokrates in der Harmonie der zum Leben notwendigen Säfte Gestörtsein. In diesem Punkte berühren sich seine Gedankengänge trotz der Primitivität seines Wissens in geradezu vorahnender Weise mit den Gedankengängen unserer gegenwärtigen Blutforschung. Neben dem Begriff der Konstitution taucht bei ihm in gebieterischer Weise zum ersten Male der Begriff der Eukrasie auf, d. h. der richtigen Mischung und Wechselwirkung der im Körper kreisenden, für die Lebenserhaltung grundlegenden Stoffe. Was wir jetzt Hormone und serologische Reaktionen nennen, waren für HIPPOKRATES in gewissem Sinne die vier Grundqualitäten des Menschen (Blut, Schleim, gelbe und schwarze Galle). Man mag als moderner Mensch über jene dürftige pythagoreische Vierzahl, die, wie die in bipolaren Gruppen der Krasen, des warm-feuchten, warm-trocknen, kalt-feuchten und kalt-trocknen Gemisches, wieder auftauchende Vierzahl, auf Symmetrie und Harmonie schematisch aufgebaut ist, mitleidig lächeln. Der Gedanke aber, der sich dahinter verbirgt, die Vorstellung vom Gleichgewicht der entgegengesetzten Kraftfelder und von der Polarität der entgegengesetzten biologischen Kräfte, die nach Ausgleich, Gleichgewicht und Harmonie streben, dieser Gedanke scheint durchaus nicht veraltet, sondern eher zum neuen Leben in der Gegenwart erwacht zu sein. Was heißt nach HIPPOKRATES krank sein und gesund werden anders, als dieses gestörte oder eingebüßte Gleichgewicht durch den Krankheitsprozeß und durch dessen vernünftige Beeinflussung wiederherstellen wollen.

Großzügig sind auch die Gedankengänge des HIPPOKRATES und bemerkenswert seine Beobachtungen — unbeschadet der darin enthaltenen Fehlerquellen und Denkfehler — über die Zusammenhänge zwischen dem persönlichen Wohl des Menschen und dem kosmischen Geschehen.

Und noch vieles ließe sich über HIPPOKRATES und über dessen Heilkunde sagen.

Doch ist dieses kein Buch über HIPPOKRATES.

Hat es Manchen zum Studium der antiken Heilkunde angeregt, so hat es seinen Zweck erfüllt.

„Nebulones qui Hippokratem non legunt."

„Banausen sind, die nichts von HIPPOKRATES und seinen Schriften wissen wollen."

Damit schließen wir.